缓解腰痛
这么练就对了

（中老年大图大字版） 闫琪 人邮体育 编著

人民邮电出版社
北京

图书在版编目（CIP）数据

缓解腰痛，这么练就对了：中老年大图大字版 / 闫琪编著. -- 北京：人民邮电出版社，2023.5
ISBN 978-7-115-60724-9

Ⅰ. ①缓… Ⅱ. ①闫… Ⅲ. ①腰腿痛－防治－中老年读物 Ⅳ. ①R681.5-49

中国国家版本馆CIP数据核字(2023)第027810号

免责声明

本书内容旨在为大众提供有用的信息。所有材料（包括文本、图形和图像）仅供参考，不能替代医疗诊断、建议、治疗或来自专业人士的意见。所有读者在需要医疗或其他专业协助时，均应向专业的医疗保健机构或医生进行咨询。作者和出版商都已尽可能确保本书技术上的准确性以及合理性，并特别声明，不会承担由于使用本出版物中的材料而遭受的任何损伤所直接或间接产生的与个人或团体相关的一切责任、损失或风险。

内 容 提 要

随着年龄的增长，中老年人腰部周围各种软组织的功能会逐渐退化，容易出现腰部僵硬和疼痛的问题。如何改善腰部功能，有效缓解腰痛？国家体育总局体育科学研究所闫琪博士在本书给出了详细阐释。

第 1 章从身体结构开始，首先带领读者认识腰部的结构，理解人体是靠多个部位协调配合来维持整体功能活动的，并从运动科学的角度论证了腰部功能强化 7 步法的科学性，提供了腰部功能筛查方法，以帮助读者明确自己的薄弱环节。第 2 章为筛查结果不合格的读者提供了有针对性的改善练习，能够帮助读者使自己的腰部功能恢复到比较正常的状态。第 3 章主要介绍缓解腰部的锻炼方案，按照基础和进阶两个难度进行分级，读者可以根据实际的身体情况进行选择。此外，本书的最后还提供了日常生活中（看电视时、遛弯儿时）随时随地可以进行的腰部功能练习，以帮助读者达到预防腰痛的目标。

◆ 编　著　闫　琪　人邮体育
　　责任编辑　裴　倩
　　责任印制　马振武
◆ 人民邮电出版社出版发行　北京市丰台区成寿寺路 11 号
　　邮编　100164　电子邮件　315@ptpress.com.cn
　　网址　https://www.ptpress.com.cn
　　北京瑞禾彩色印刷有限公司印刷
◆ 开本：700×1000　1/16
　　印张：8　　　　　　　　　　　2023 年 5 月第 1 版
　　字数：95 千字　　　　　　　2023 年 5 月北京第 1 次印刷

定价：49.80 元

读者服务热线：**(010)81055296**　印装质量热线：**(010)81055316**
反盗版热线：**(010)81055315**
广告经营许可证：京东市监广登字 20170147 号

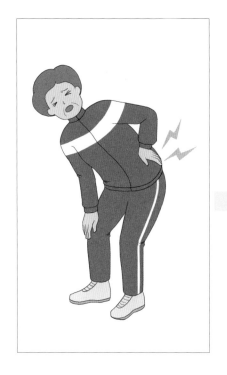
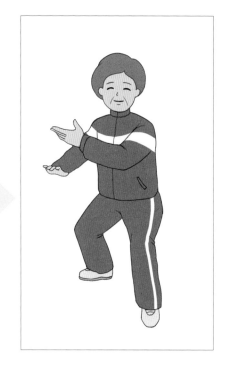

从功能到体能
跟着闫琪博士一步一步
消除慢性腰痛

　　随着年龄的增长，腰部周围各种组织的功能会逐渐退化，进而容易出现腰部僵硬和疼痛等问题。

　　只需简单 7 步，就能有效改善腰部功能，预防并缓解疼痛，从而提高日常生活质量，收获更加健康的身体！

目录

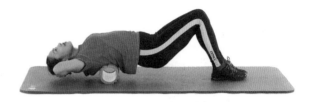

CHAPTER 1 第1章 从身体结构开始，认识你的腰痛问题

CHAPTER 2 第2章 腰部功能筛查不合格？简单动作来改善

CHAPTER 3　第 3 章

一步一步跟着练！
缓解腰痛就这么简单

CHAPTER 4　第 4 章

不再找借口！
日常锻炼就能预防腰痛

本书阅读指南

理论标题，表明讲述的是哪方面的内容。

理论板块，帮助读者了解本书所涉及的基础知识。

配图，读者通过图片加深对理论内容的了解。

图片配文，对图片中的名词进行解释。

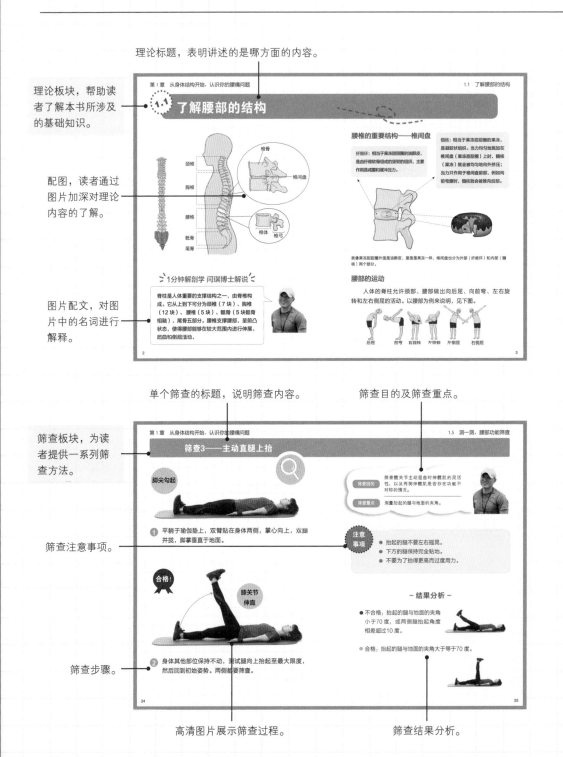

单个筛查的标题，说明筛查内容。

筛查目的及筛查重点。

筛查板块，为读者提供一系列筛查方法。

筛查注意事项。

筛查步骤。

高清图片展示筛查过程。

筛查结果分析。

动作板块，完整展示练习动作。

高清图片展示动作练习过程。

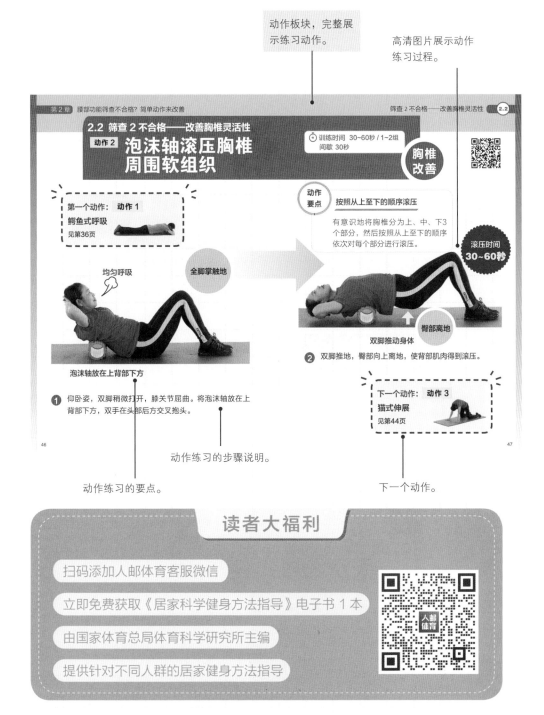

2.2 筛查 2 不合格——改善胸椎灵活性

动作 2 ### 泡沫轴滚压胸椎周围软组织

训练时间 30~60秒 / 1~2组
间歇 30秒

胸椎改善

第一个动作：**动作 1**
鳄鱼式呼吸
见第36页

动作要点 **按照从上至下的顺序滚压**

有意识地将胸椎分为上、中、下3个部分，然后按照从上至下的顺序依次对每个部分进行滚压。

滚压时间 **30~60秒**

均匀呼吸

全脚掌触地

泡沫轴放在上背部下方

① 仰卧姿，双脚稍微打开，膝关节屈曲。将泡沫轴放在上背部下方，双手在头部后方交叉抱头。

臀部离地

双脚推动身体

② 双脚推地，臀部向上离地，使背部肌肉得到滚压。

下一个动作：**动作 3**
猫式伸展
见第44页

动作练习的步骤说明。

动作练习的要点。

下一个动作。

读者大福利

扫码添加人邮体育客服微信

立即免费获取《居家科学健身方法指导》电子书 1 本

由国家体育总局体育科学研究所主编

提供针对不同人群的居家健身方法指导

人邮体育

VII

46 47

视频获取说明

步骤 **1**

打开微信"扫一扫"（图1）。

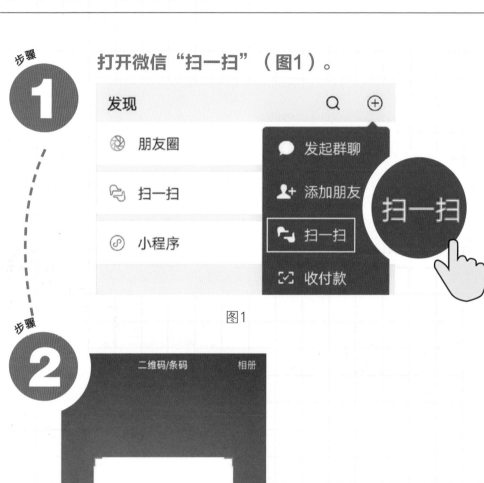

发现

🌀 朋友圈

🔄 扫一扫

⑤ 小程序

💬 发起群聊

➕ 添加朋友

🔄 扫一扫

[:] 收付款

扫一扫

图1

步骤 **2**

二维码/条码　　相册

将二维码/条码放入框内，即可自动扫描

我的二维码

图2

扫描动作练习页面上的
二维码（图2）。

打开微信"扫一扫"

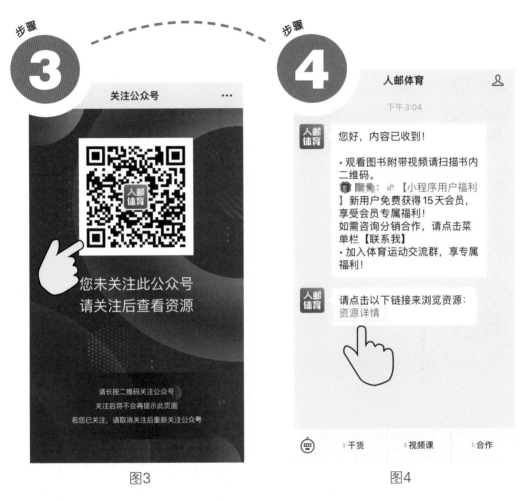

图3

图4

长按"人邮体育"微信公众号二维码，然后关注（图3）。

点击"资源详情"（图4），即可进入动作视频观看页面。

小提示：如果您已关注"人邮体育"微信公众号，扫描后可直接进入动作视频观看页面。

扫描书中的二维码 ----► 关注公众号 ----► 点击"资源详情"

注：本书中的视频仅为示范动作，具体的练习时长、次数等要求，参见正文信息。

本书所需工具

这里介绍一下本书会用到的工具。大部分工具都可以从体育用品商店或网上商城购买，部分工具还可以用日常用品替代。

瑜伽垫 瑜伽垫有弹性，可以起到缓冲的作用，增加舒适感，减少磕伤的可能性。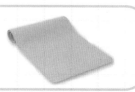

 弹力带有良好的延展性，可用于力量练习和拉伸练习。 **弹力带**

筋膜球 筋膜球为圆形小球，有弹性，和网球大小差不多，主要用于身体局部激痛点的按摩。

如果家里没有筋膜球，也可用网球替代，其使用方法与筋膜球一致。

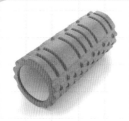 泡沫轴形状为圆柱形，重量轻，材料有软硬之分，用来滚压筋膜和肌肉，让软组织得到放松。不建议中老年人使用材质过硬或表面有较大凸起的泡沫轴。 **泡沫轴**

靠椅和毛巾 靠椅和毛巾可以辅助进行很多力量和拉伸练习。靠椅要结实稳定。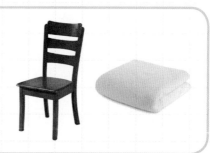

第1章

从身体结构开始，
认识你的腰痛问题

　　腰部是躯干的主要组成部分，我们四肢的运动都离不开躯干支撑和传递力量。如果腰部出现功能障碍，会在很大程度上影响动作的完成。在了解腰痛前，我们需要先简单了解腰部的结构，以探讨腰痛的根源。

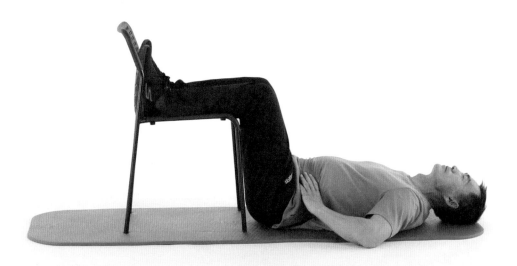

1-1 了解腰部的结构

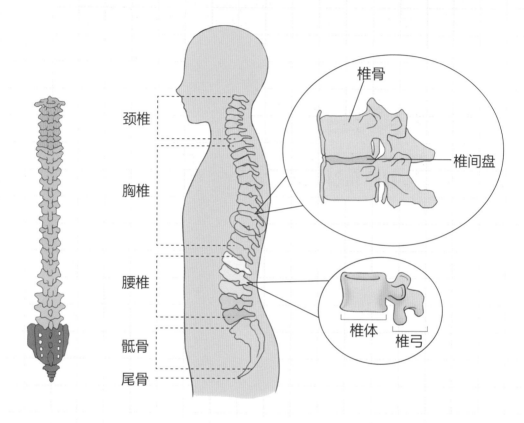

颈椎

胸椎

腰椎

骶骨

尾骨

椎骨

椎间盘

椎体　椎弓

1分钟解剖学 闫琪博士解说

脊柱是人体重要的支撑结构之一，由脊椎构成。它从上到下可分为颈椎（7 块）、胸椎（12 块）、腰椎（5 块）、骶骨（5 块骶骨相融）、尾骨五部分。腰椎支撑腰部，呈前凸状态，使得腰部能够在较大范围内进行伸展、屈曲和侧屈活动。

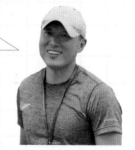

腰椎的重要结构——椎间盘

纤维环： 相当于果冻甜甜圈的油酥皮，是由纤维软骨组成的坚韧的组织，主要作用是减震和缓冲压力。

髓核： 相当于果冻甜甜圈的果冻，是凝胶状组织。当力均匀地施加在椎间盘（果冻甜甜圈）上时，髓核（果冻）就会被均匀地向外挤压；当力只作用于椎间盘前部，例如向前弯腰时，髓核就会被推向后部。

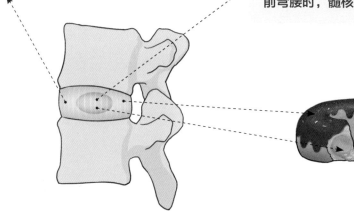

就像果冻甜甜圈外面是油酥皮、里面是果冻一样，椎间盘也分为外部（纤维环）和内部（髓核）两个部分。

腰部的运动

人体的脊柱允许颈部、腰部做出向后屈、向前弯、左右旋转和左右侧屈的活动。以腰部为例来说明，见下图。

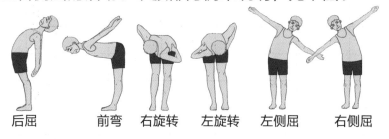

后屈　　前弯　右旋转　　左旋转　　左侧屈　　右侧屈

腰痛仅仅是腰部的问题吗

你遇到过这样的问题吗？腰酸背痛，找按摩师做做按摩，马上就觉得舒服了，可是没过几天，酸痛感又一次来袭，再去找按摩师，循环往复。腰痛，医生诊断说是腰肌劳损，需要多休息，做了手法治疗后有了明显缓解，可是好景不长，腰部又开始隐隐作痛，去医院检查结果显示一切正常。

身体一有疼痛或不适，我们总会把问题聚焦到患部，但如果仅仅对患部进行处理，症状只能得到短暂的缓解，没办法真正好转。这是因为，人体是靠多个部位的协调配合来维持整体的功能活动的。感到疼痛或不适的部位不一定是引起问题的原因，而只是结果，是大脑发出的让我们警惕的信号，而根本原因可能藏在身体的其他部位。

人体的每一个关节都同时具备两个方面的特性：灵活性和稳定性。灵活性使关节可以在一定范围内自由移动，而稳定性使关节能够抵抗移动，让关节保持在一个相对固定的位置上。在人体的整体运动中，踝关节、髋关节、腕关节、胸椎和肩关节需要有较强的灵活性，而膝关节、腰椎、肘关

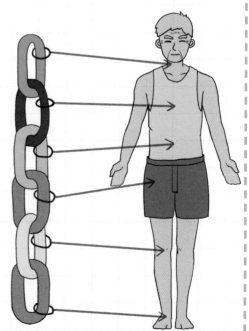

节、肩胛胸壁关节和颈椎则需要较强的稳定性。如果这些关节各司其职、相互配合，我们就能轻松地完成日常生活中的各种活动，例如上楼梯、拎重物。但如果本应该承担灵活任务的关节功能退化，则相邻关节的稳定性就会受影响，该关节因此承担了本来不应由它承担的力，长此以往，发生疼痛就是必然的。例如，很多时候腰痛是胸椎和髋关节的灵活性下降所致。

因此，腰痛未必就是腰部本身的问题。我们不能"头疼医头，脚疼医脚"，只有找到问题的根本原因并对症下药，才能真正消除疼痛。

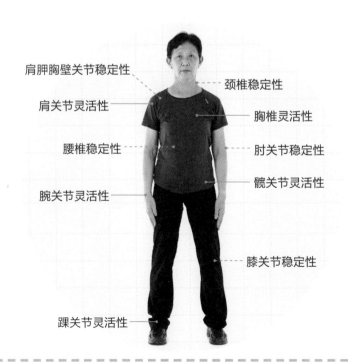

肩胛胸壁关节稳定性

颈椎稳定性

肩关节灵活性

胸椎灵活性

腰椎稳定性

肘关节稳定性

髋关节灵活性

腕关节灵活性

膝关节稳定性

踝关节灵活性

1.3　从功能到体能——闫琪博士的腰部功能强化 7 步法

随着年龄的增长，你是否感觉身体不再像年轻时那样灵活？身体僵硬，弯腰捡东西变得困难，站得久了便感觉腰部僵硬甚至疼痛……这些都是身体在向我们发出信号，提醒我们身体这一"精密机器"出现了某些功能上的障碍。引起腰部功能障碍的原因有很多。除了受外伤之外，相邻关节灵活性下降、腰背部的关节不够稳定，或者腰背部肌肉力量比较薄弱等，都会给腰部功能带来影响，并最终导致腰部的疼痛。

如何才能改善这种状况呢？就像一辆赛车的零件出现了问题时，我们需要先修理问题零件，让它恢复正常的功能，能够支持日常的驾驶，最终才能重返赛道一样，当人体这一"精密机器"出现了某个部位的功能障碍时，我们也需要先进行功能锻炼，恢复该部位的正常功能，然后才能进行体育锻炼。

功能障碍状态

王阿姨很喜欢自己刚满1岁的孙子，每天都喜欢抱着他。有一天抱起孙子时，她突然感觉到腰有些疼痛不适。咨询医生后，王阿姨得知她得了腰肌劳损。这种状况是腰部筋膜和肌肉等软组织长期疲劳造成的，腰部处于"功能障碍状态"。

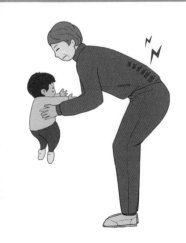

如果不先解决腰部存在的功能障碍，而直接做家务甚至进行一些体育锻炼，就像是开着一辆内部零件损坏的赛车上赛道一样，随时面临着受伤的危险。

全面评估与功能锻炼

如果王阿姨腰部的疼痛度在4级以下（第16页），可以先做几个简单的腰部功能筛查（第18页），找到引起腰部功能障碍的因素，然后按照以下策略恢复腰部功能。

改善呼吸模式—恢复灵活性—增强稳定性—改善动作模式—强化功能力量。

该策略可以细分为后文中的7个步骤（第8页）。

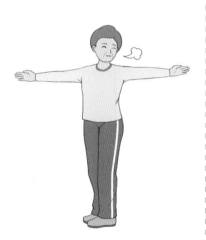

体能活动

当王阿姨的腰部不再疼痛，而且腰部功能得到加强后，她就可以正常地生活，享受体育锻炼带来的乐趣了。

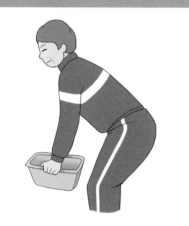

闫琪博士的腰部功能强化 7 步法

前面说到，人体是靠多个部位的协调配合来维持整体的功能活动的，腰痛未必就是腰部的问题。那么如果想要强化腰部功能，预防并缓解腰痛，具体应该怎么做呢？

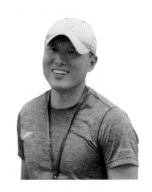

腰部功能强化7步法（以下简称7步法），是闫琪博士针对腰部常出现的各种问题，经过多年摸索与研究得出的功能强化方法，建立在人体生物力学基础之上。按照7步法一步一步地进行锻炼，慢慢地你就能明显感受到腰部功能的改善。

7步法的步骤阐述如下。

步骤

呼吸锻炼

呼吸锻炼有助于改善呼吸模式，提升膈肌的功能。这一方面能在一定程度上解放辅助呼吸的肌肉，让这些肌肉不再为了辅助呼吸而紧张，同时可以加强副交感神经作用和减弱交感神经作用，改善一些肌肉的紧张状态，从而改善胸椎灵活性和髋关节灵活性；另一方面可以更好地形成腹内压，维持脊柱稳定性，缓解腰部不适。因此，第1步就是做呼吸锻炼。

辅助呼吸的肌肉包括胸小肌、肋间肌、胸锁乳突肌和腰方肌等。副交感神经和交感神经分别负责调节身体的不同生理功能。副交感神经促进身体放松和休息，控制身体的基础代谢率和消化系统功能，减慢心率和呼吸速率，降低血压和血糖水平，增加消化液分泌和肠蠕动，帮助身体进入休息和恢复状态。而交感神经的作用与副交感神经刚好相反，帮助身体为应对激烈的运动、危险和适应环境而做好准备。

步骤

2 胸椎灵活性锻炼

腰椎是偏于稳定性的部位，与之相邻的胸椎则更加强调灵活性。如果胸椎缺乏灵活性，就会影响胸部骨骼、肌肉和韧带的活动范围，并影响腰部运动。通过第1步呼吸锻炼改善胸椎灵活性后，我们仍然需要通过针对性练习进一步改善胸椎灵活性。因此，第2步要做胸椎灵活性锻炼。

步骤

⚡ 髋关节灵活性锻炼 ⚡

与胸椎一样，髋关节紧邻腰椎，也是更加强调灵活性的关节。如果髋关节缺乏灵活性，那么在完成很多大幅度动作时腰部会代为发力，这会在很大程度上影响腰部正常功能。因此，第3步要做髋关节灵活性锻炼。

腰部代为发力，即指腰部进行了代偿，承担了本来不应该由它承担的工作，给腰部增加了额外的负担。

步骤

⚡ 髋关节铰链动作模式锻炼 ⚡

髋关节铰链动作模式（即以髋关节为中心形成的动作模式，也就是髋关节进行屈曲和伸展的动作模式）是一种重要的动作模式。如果这种动作模式错误，那么在做降低身体重心的动作时，往往腰部代为发力，使腰部肌肉处于紧张状态，引发腰痛。因此，在改善了髋关节灵活性后，第4步需要练习正确的髋关节铰链动作模式。

正确的动作模式，是符合人体生物力学的模式。在这种模式下，肌肉及骨骼处于合理的位置，能让力的产生和传递更高效。

步骤

核心稳定性锻炼

在胸椎、髋关节具有良好灵活性，且身体具备正确的髋关节铰链动作模式之后，第5步开始进行核心（主要是指腰腹部、下背部和髋部）稳定性锻炼，使腰椎在运动中更加稳定。核心稳定性锻炼主要针对核心的深层稳定肌（如腹横肌、多裂肌等）进行练习。

步骤

核心力量锻炼

核心力量锻炼有别于核心稳定性锻炼，它是在核心稳定性锻炼的基础上，对核心表层肌肉（腹外斜肌、腹直肌、竖脊肌等）进行动态收缩的抗阻练习，其目的是增强这些肌肉的力量。第6步是进行核心力量锻炼，提升腰椎对抗负荷的能力。

抗阻练习是一种通过对身体施加额外阻力来增强肌肉力量和耐力的锻炼方式。进行抗阻练习时可以使用各种不同的器械，例如哑铃和杠铃，也可以利用自身的重量。做俯卧撑和引体向上都属于抗阻练习。

步骤

全身力量锻炼

我们日常生活中和运动中的大多数动作，从动作的开始到最终完成，是一个完整的动力链。在力的传递过程中，核心是非常重要的一个部位，我们需要学会在全身动作中发挥核心的稳定性和力量。因此，第7步需要将核心的稳定性和力量整合到全身力量锻炼中，保证腰椎的稳定性和力量传导的流畅性。

下图完整展现了7步法的7个步骤。

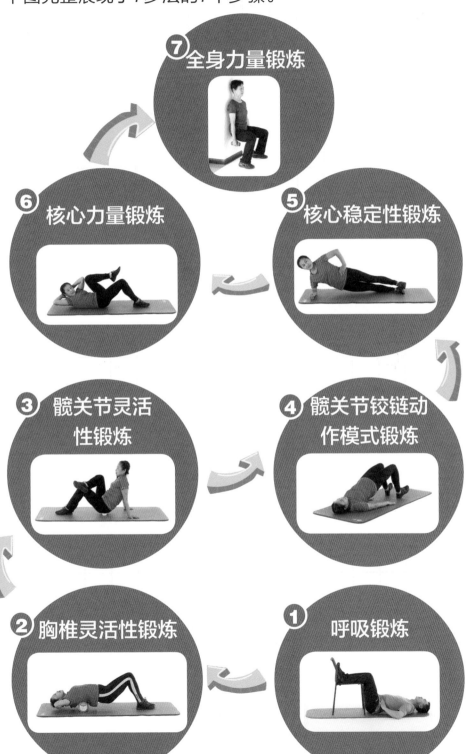

⑦ 全身力量锻炼

⑥ 核心力量锻炼

⑤ 核心稳定性锻炼

③ 髋关节灵活性锻炼

④ 髋关节铰链动作模式锻炼

② 胸椎灵活性锻炼

① 呼吸锻炼

使用本书的安全守则

　　你是否适合进行本书的功能强化锻炼呢？请回答以下问题来对你的腰部功能进行一个初步的评估吧！

开始评估

小提示
请按照箭头的指示进行评估。

1 是否有不适宜运动的疾病？

 否 →

2 腰部是否有明显疼痛？

 否

 是

不建议进行功能强化锻炼，建议进行医学检查或休息。

是

3 是急性损伤疼痛还是慢性疼痛？

慢性

急性

不建议进行功能强化锻炼，建议进行医学检查或休息。

进行腰部功能筛查
（第18页）

可以进行功能强化锻炼，但是测试或锻炼过程中有任何不适或疼痛加剧，请立即停止锻炼并咨询医疗专业人员。

疼痛等级小于或等于4级

4 腰部周围是否有明显水肿?

否

5 如果将疼痛分为1～10级，你的疼痛等级为多少?

疼痛等级大于4级

是

不建议进行功能强化锻炼，建议进行医学检查或休息。

不建议进行功能强化锻炼，建议进行医学检查或休息。

疼痛等级线型图

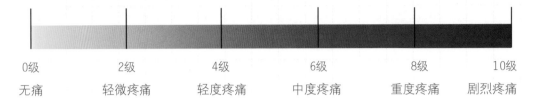

0级	2级	4级	6级	8级	10级
无痛	轻微疼痛	轻度疼痛	中度疼痛	重度疼痛	剧烈疼痛

疼痛等级脸谱图

0级	2级	4级	6级	8级	10级
无痛	轻微疼痛	轻度疼痛	中度疼痛	重度疼痛	剧烈疼痛

注意事项

如果评估结果显示你可以进行本书的锻炼，那么欢迎你踏上腰部功能强化之路！但在实践中，务必注意以下事项。

1. 进行功能筛查。

若腰部功能筛查中的任何一项筛查结果为不合格，请先进行第 2 章的改善练习并重新筛查，待身体薄弱环节得到改善后再开始第 3~4 章的锻炼。

2. 将注意力放在锻炼的身体部位上，关注本体感受。

如果在锻炼时漫不经心，那么你的锻炼效果也会大打折扣。比如你在拉伸肌肉时，拉伸的程度是否足够？或者是否拉伸过度？这需要你认真感受来自肌肉的刺激感。如果刺激不够，需要加大拉伸程度；如果刺激过强，则相应需要减少拉伸力度；如果拉伸时产生明显的、强烈的痛感，则需要立刻停止拉伸。正是通过这种本体感受和调节，才能对肌肉进行合适的锻炼，收获良好的锻炼效果。

3. 动作要正确，始终将动作质量放在首位。

保持动作正确，每个动作都要尽量做到位，而不要产生变形。参看本书动作时，要注意动作细节。除此之外，要认识到锻炼质量永远是最重要的，不盲目追求大重量或多重复次数的练习。

4. 关注关节活动度和动作模式。

在腰部关节活动度没有达到合格程度之前，先进行提升关节活动度的锻炼，并培养正确的动作模式。

5. 量力而行，循序渐进。

每个动作要做多少组，每组做多少次，要根据自己的水平来决定。刚开始进行锻炼时，在自己力所能及的范围内，每个动作可以重复较少的次数；适应了当前的锻炼强度后，再逐步提升次数。包括整体的锻炼量的安排，也是如此。

6. 选择合适的锻炼时间。

老年人的消化系统较弱，因此不能在吃饱饭后立刻进行运动。睡前也不宜进行强度过大的锻炼，否则会因为太兴奋而影响入睡。当然，时间也不要太晚，最好在晚上 10 点之前。

7. 动作速度不要太快。

动作太快会给关节造成损害。

8. 控制力量锻炼的频率。

对于老年人而言，力量锻炼的频率不用太高，建议间隔一天到两天，这样可以使肌肉有充足的恢复时间，不会影响下次锻炼的效果。

1.5　测一测，腰部功能筛查

以下每个筛查动作，都会根据受试者所做出动作的幅度，给出相应的筛查结果，以此来帮助受试者判断自己的腰部功能是否达到基本要求。

如果你的筛查结果为"合格"，说明你的腰部功能达到基本要求。但对中老年人来说，不能满足于"合格"，因为如果不进行预防和锻炼，稍不留心，腰部功能就会退化，并有造成损伤的风险。

如果你的筛查结果为"不合格"，那么一定要引起重视。这表明你的腰部功能比较弱，需要及时改善，刻不容缓，否则会有损伤的风险。腰部对身体其他部位功能的发挥具有十分重的作用，因此腰部更需要具备基本的功能。

功能筛查只是一种手段，是为了帮助你找到身体的薄弱环节。不同的人会得到不同的结果，但无论结果如何，无论你的腰部功能处于哪种水平，你都需要进行合适的锻炼，都需要依照腰部功能强化7步法，来巩固腰部功能。只不过具备不同腰部功能水平的人，执行7步法的每个步骤的过程长短会有所区别。腰部功能对中老年人生活的影响不容小觑，中老年人更需要强化锻炼。

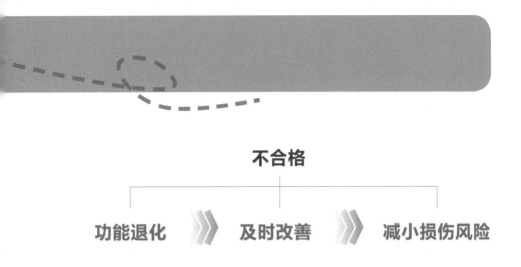

不合格

功能退化 >> 及时改善 >> 减小损伤风险

筛查 1——呼吸模式

呼吸是伴随生命一直存在的运动，生命存在，呼吸不止。我们每天大约会呼吸2万次。呼吸的频率如此之高，如果呼吸表现不良，对人体产生的不良影响就会很明显，不仅会带来身体局部的疼痛，影响运动表现，还会带来心理问题。

人体内有专门用于呼吸的肌肉（呼吸肌），如膈肌、肋间肌、腹肌等。除此之外，还有一些肌肉会辅助呼吸，如胸小肌、胸锁乳突肌、斜角肌、斜方肌、背阔肌、前锯肌、腰方肌等。如果呼吸肌功能不良、不足以满足呼吸需要，辅助呼吸的肌肉则会承担更多的工作。虽然一次呼吸并不会耗费太多能量，但每天上万次的呼吸会让这些辅助呼吸的肌肉总是处于紧张状态，久而久之就会引发腰痛。

因此，提升呼吸肌的功能，能将辅助呼吸的肌肉解放出来，使它们在维持脊柱稳定、提升运动表现方面发挥更大的作用，并有效缓解腰痛。

提升呼吸肌的功能

维持脊柱稳定　　　　**提升运动表现**　　　　**有效缓解腰痛**

那什么样的呼吸模式是错误的呢？下面列出几点，看看你是否存在这些错误的呼吸模式。

呼吸模式错误的表现

（1）吸气时，整个胸廓会做上提运动（上胸部更加明显）。

（2）呼吸时以胸部运动为主，而不是腹部运动。

（3）低位肋骨无侧方偏移。

（4）腹壁在吸气时向内移动，在呼气时向外移动。

（5）腹壁不能维持支撑和正常地呼吸。

（6）浅呼吸，即腹部或者胸廓仅轻微活动或无活动。

　　如果你经过筛查发现自己的呼吸模式是错误的，该如何改善呢？本书将在第2章中详细介绍，读者可参看第2章相关内容。

正确地使用呼吸模式 闫琪博士解说

胸式呼吸与腹式呼吸并用。如果我们过度使用胸式呼吸，容易引发身体的一系列问题，如形成不良身姿和带来肩颈、腰背疼痛等。而进行腹式呼吸的吸气动作时，横膈膜向下延伸，肺部扩展空间变大，摄氧能力提升，能充分满足运动要求。

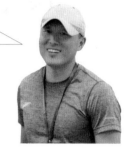

筛查2——胸椎灵活性

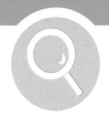

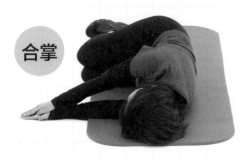

合掌

1 在瑜伽垫上侧卧，屈膝90度，双臂在身前伸直合掌。

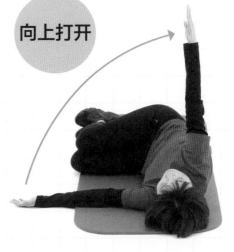

向上打开

2 保持下方手臂贴地不动，下肢不动，上方手臂向上伸展打开。

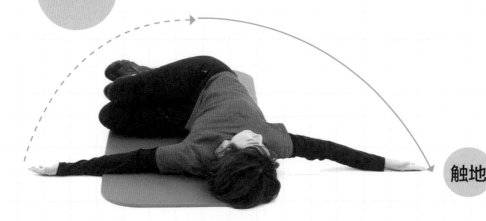

向后打开

触地

3 将手臂向后打开至最大限度。两侧都要筛查。

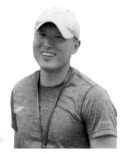

筛查目的 筛查胸椎的灵活性。

筛查重点 打开的手臂是否能够触地及其与同侧
肩关节在平面内的位置关系。

注意事项

- 紧贴地面的手臂和下肢保持固定。
- 眼睛一直看向打开的手臂，头部随之转动。
- 髋关节不要向手臂打开的方向翻转。

- 结果分析 -

- 不合格：两侧肩关节连线与地面的夹角小于160 度（起始位置其夹角为90 度），或筛查过程中出现疼痛。

- 合格：打开的手臂能够触地，或者两侧肩关节连线与地面的夹角大于等于160 度。

筛查3——主动直腿上抬

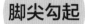

脚尖勾起

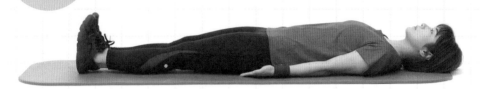

① 平躺于瑜伽垫上，双臂贴在身体两侧，掌心向上，双腿
并拢，脚掌垂直于地面。

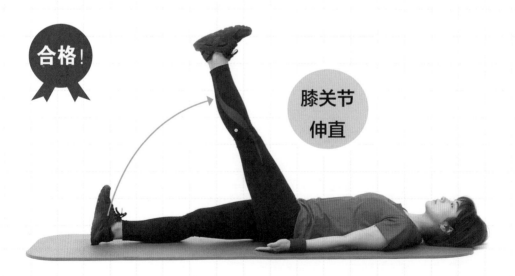

合格!

膝关节
伸直

② 身体其他部位保持不动，测试腿向上抬起至最大限度，
然后回到初始姿势。两侧都要筛查。

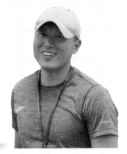

筛查目的	筛查髋关节主动屈曲时伸髋肌的灵活性，以及两侧伸髋肌是否存在功能不对称的情况。
筛查重点	测量抬起的腿与地面的夹角。

注意事项

● 抬起的腿不要左右摇晃。

● 下方的腿保持完全贴地。

● 不要为了抬得更高而过度用力。

— 结果分析 —

● 不合格：抬起的腿与地面的夹角小于70 度，或两侧腿抬起角度相差超过10 度。

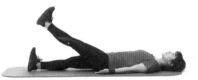

● 合格：抬起的腿与地面的夹角大于等于70 度。

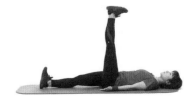

筛查4——俯卧髋关节主动伸展

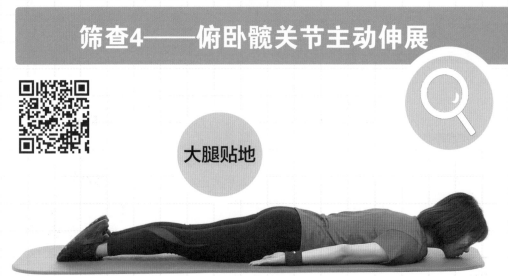

大腿贴地

① 俯卧于瑜伽垫上，双臂贴在身体两侧，掌心向上，双腿并拢。

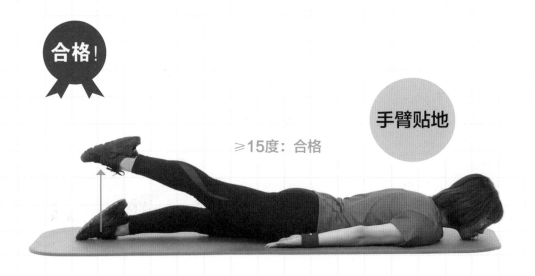

合格！

手臂贴地

≥15度：合格

② 身体其他部位保持不动，测试腿向上抬起至最大限度，然后回到初始姿势。两侧都要筛查。

筛查目的	筛查髋关节主动伸展时屈髋肌的灵活性，以及两侧屈髋肌是否存在功能不对称的情况。
筛查重点	测量抬起的腿与地面的夹角。

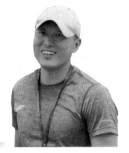

注意事项

- 下方的腿保持完全贴地。
- 进行该筛查前，不需要进行其他动作练习。
- 抬起的腿不要左右摇晃。
- 不要为了抬得更高而过度用力。

－ 结果分析 －

- 不合格：抬起的腿与地面的夹角小于15度，或两侧腿抬起角度相差超过5度。

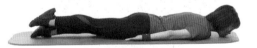

- 合格：抬起的腿与地面的夹角大于等于15度。

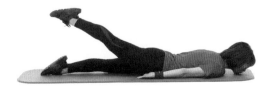

筛查5——俯卧屈膝髋关节被动内旋

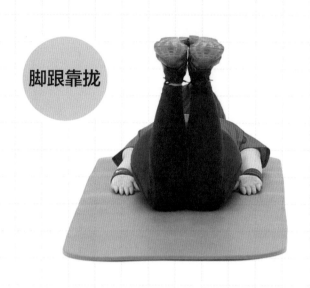

脚跟靠拢

① 俯卧于瑜伽垫上，双臂贴在身体两侧，掌心向上，双腿并拢。双膝屈曲90度。

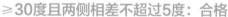

≥30度且两侧相差不超过5度：合格

合格！

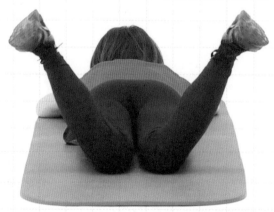

② 身体其他部位保持不动，双腿向两侧打开至最大幅度，最后回到初始姿势。

筛查目的 筛查髋关节内旋时髋关节外旋肌的灵活性，以及两侧外旋肌是否存在功能不对称的情况。

筛查重点 测量小腿向外打开的幅度，即小腿向外打开时与垂直面的夹角。

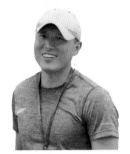

注意事项

● 髋部保持稳定，且紧贴地面。

● 两侧大腿始终保持并拢。

● 两侧小腿自然打开，不能过度用力。

－ 结果分析 －

● 不合格：任意一侧小腿向外打开幅度小于30度，或两侧小腿向外打开幅度相差超过5度。

<30度：不合格
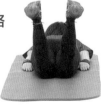

两侧相差超过5度：不合格
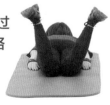

● 合格：两侧小腿向外打开幅度均超过30度，且相差不超过5度。

筛查6——髋关节铰链动作模式

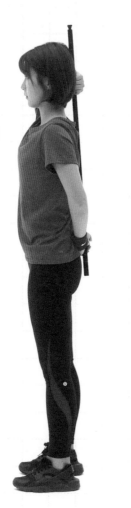

下颌微收

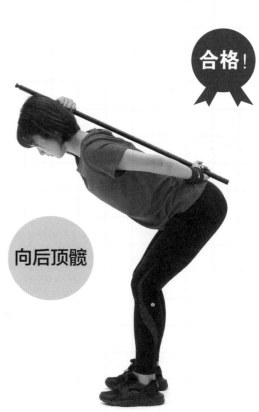

合格！

向后顶髋

① 身体呈正直站立姿势，双脚距离与肩宽相同，两手分别在头部后方和下腰背处握紧长杆，使长杆上侧贴枕骨，下侧贴骶骨。

② 保持上身动作不变，髋部后顶，最终膝关节微屈，髋关节屈曲60度。

筛查目的 筛查做髋关节铰链动作时是否存在功能障碍和薄弱环节。

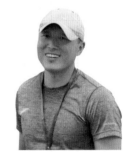

筛查重点
- 膝关节与脚尖是否能保持方向一致。如果不能，则说明有膝关节内扣现象。
- 骨盆是否有明显的倾斜。
- 躯干是否能保持挺直，或背后长杆上侧是否能贴枕骨、下侧是否能贴骶骨。

注意事项
- 整个筛查过程中，保持小腿垂直于地面。
- 整个筛查过程中，保持长杆上侧紧贴枕骨，下侧紧贴骶骨。

－ 结果分析 －

- 不合格：膝关节不能与脚尖方向保持一致，或骨盆倾斜，或躯干不能挺直，或长杆上侧不能贴枕骨，或长杆下侧不能贴骶骨，有以上任何一种情况均为不合格。

- 合格："筛查重点"中三种情况，均能做到动作正确。

1

腰痛很烦恼？
主动出击，科学锻炼就能有效预防

    根据权威资料统计，在身体各部位的疼痛中，腰痛占很大比例，腰肌劳损、腰椎间盘突出等疾病，在周围人群中比比皆是。权威医学杂志《柳叶刀》曾在2018年刊发文章，称全球至少有5亿4000万人受腰痛困扰。不仅仅是中老年人容易腰痛，一部分年轻人也开始加入这个队伍。腰痛为什么如此普遍呢？

    造成腰痛的原因是多方面的，比如腰部以前受过伤，或者在生活中碰到突发事件导致腰部功能受损。这些都会造成腰痛，并且比较容易被人们认识到。除此之外，还有两个容易被忽视的原因：在生活和运动中的动作不正确及锻炼安排不合理。

    《黄帝内经》中说"上医治未病"，意思是说好的医生能够在就医者还未发作时进行预判，做好防护措施，防止病症的发生。因此，对于腰痛，我们应该通过针对腰部的功能筛查，提前发现其隐患和薄弱环节，在平时多注意腰部的锻炼，注意使用正确的动作模式，摒弃久坐等不良生活习惯，以此来预防腰痛的发生，做到"预康复"。受伤、遇到突发事件可能无法避免，但针对后两个引发腰痛的原因，只要我们主动出击，进行科学的预防性锻炼，就能够防患于未然，远离腰痛。

第 2 章

腰部功能筛查不合格？
简单动作来改善

进行腰部功能筛查时，你的腰部功能是否合格？如果没有合格，说明你的腰部功能需要改善。本章针对不同的腰部功能问题列出了简单的练习动作，快来一起锻炼吧！

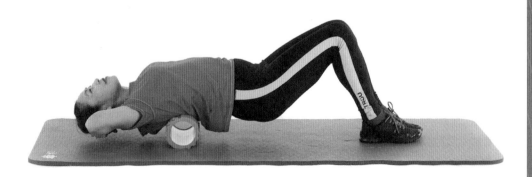

2.1 筛查 1 不合格——改善呼吸模式

动作 1 站姿呼吸

鼻子吸气

吸气时间 **4秒**

屏气2秒

吸气时腹部鼓起

动作要点

专注呼吸

将注意力集中在呼吸本身，胸廓尽量保持不动。

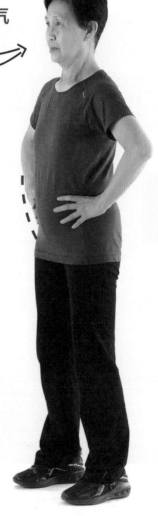

① 站姿，双手放在腹部两侧，身体放松。用鼻子缓慢吸气，用时4秒，感受双手被腹部向上和向两侧顶起，接着屏气2秒。

重复次数 8~10次 / 1~2组
间歇 30秒

呼吸改善

呼气时间
持续6秒

嘴巴呼气

呼气时收缩腹部

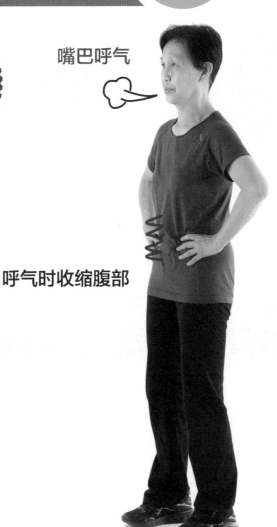

② 用嘴巴缓慢呼出气体，同时收缩腹部，尽量让气"吐"干净。整个呼气过程持续6秒。

动作 2

鳄鱼式呼吸

吸气时间
4秒

屏气2秒

小提示

吸气时胸廓尽量保持不动。

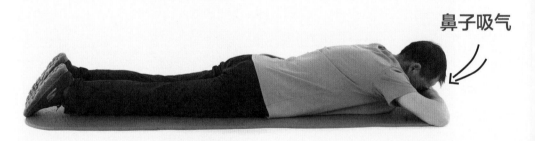

鼻子吸气

俯卧姿，双手叠放在额下，身体放松。用鼻子缓慢吸气，腹腔向两侧和背侧扩张顶起，用时4秒，接着屏气2秒。

⌁ 重复次数　8~10次 / 1~2组
间歇　30秒

呼吸
改善

用嘴巴缓慢呼出气体，同时收缩腹部，尽量让气"吐"干净。整个呼气过程持续6秒。

呼气时间
持续6秒

嘴巴呼气

动作
要点

注意呼吸节奏

吸气4秒，屏气2秒，呼气6秒。

动作 3

仰卧式呼吸

吸气时间
4秒

屏气2秒

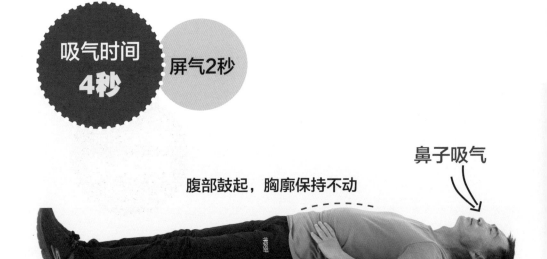

鼻子吸气

腹部鼓起，胸廓保持不动

1 仰卧姿，双手放在腹部两侧。用鼻子缓慢吸气，用时4秒，接着屏气2秒。

动作要点

注意呼吸节奏

吸气4 秒，屏气2 秒，呼气 6 秒。

〽 **重复次数** 8~10次 / 1~2组
　间歇 30秒

呼吸
改善

呼气时间
持续6秒

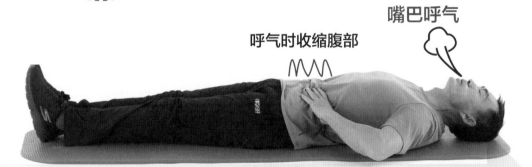

嘴巴呼气

呼气时收缩腹部

② 用嘴巴缓慢呼出气体，同时收缩腹部，尽量让气"吐"干净。整个呼气过程持续6秒。

练习仰卧式呼吸

- 提升心肺功能，对完成低强度的有氧运动有益。
- 增大肺活量。
- 改善由错误呼吸模式形成的不良体态。

动作 4

90-90呼吸

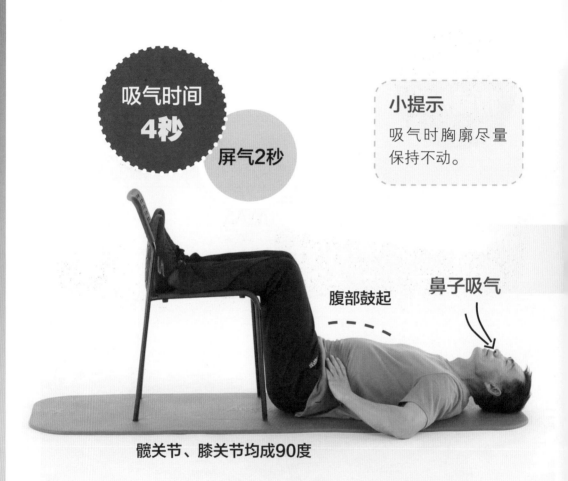

吸气时间
4秒

屏气2秒

小提示
吸气时胸廓尽量
保持不动。

腹部鼓起

鼻子吸气

髋关节、膝关节均成90度

① 仰卧姿，小腿放在靠椅上，双手放在腹部两侧。用鼻子
缓慢吸气，用时4秒，接着屏气2秒。

重复次数 8~10次 / 1~2组
间歇 30秒

呼吸
改善

呼气时间
持续6秒

**动作
要点**

注意保持呼吸的节奏

吸气4 秒，屏气2 秒，呼气6 秒。

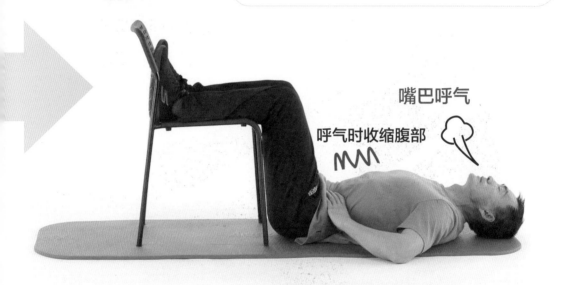

嘴巴呼气

呼气时收缩腹部

② 用嘴巴缓慢呼出气体，同时收缩腹部，尽量让气"吐"干净。整个呼气过程持续6秒。

动作 5

翻书练习

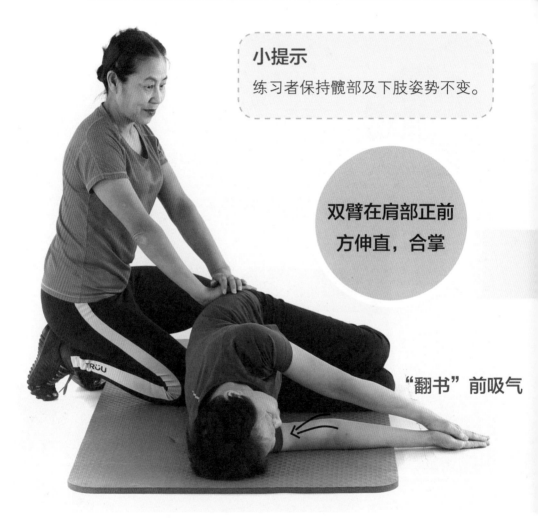

小提示

练习者保持髋部及下肢姿势不变。

双臂在肩部正前方伸直，合掌

"翻书" 前吸气

膝关节和髋关节都成90度

① 右侧卧，双腿屈髋屈膝90度。搭档用双手一直扶住练习者髋部。

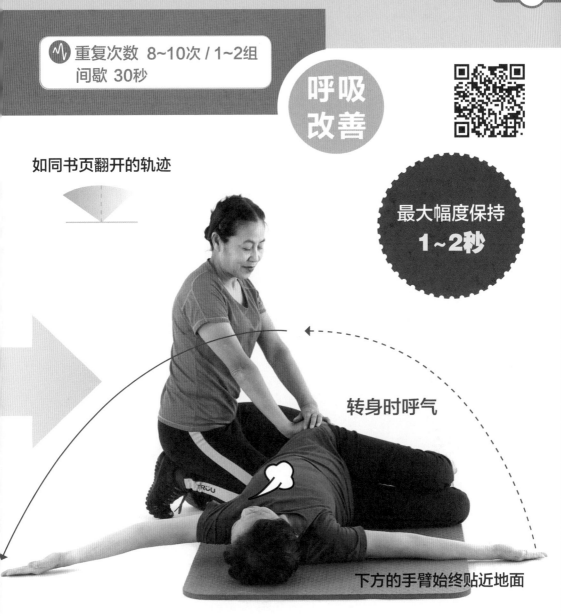

〽 重复次数 8~10次 / 1~2组
间歇 30秒

呼吸改善

如同书页翻开的轨迹

最大幅度保持 **1~2秒**

转身时呼气

下方的手臂始终贴近地面

头部跟随打开的手臂同步转动

② 躯干向左侧旋转，左臂缓慢向左打开。打开至最大幅度时，保持动作1~2秒，然后回到初始姿势。另一侧动作要点相同。

动作 6

猫式伸展

小提示

动作过程中保持腹部收紧，动作缓慢而有控制。

均匀呼吸

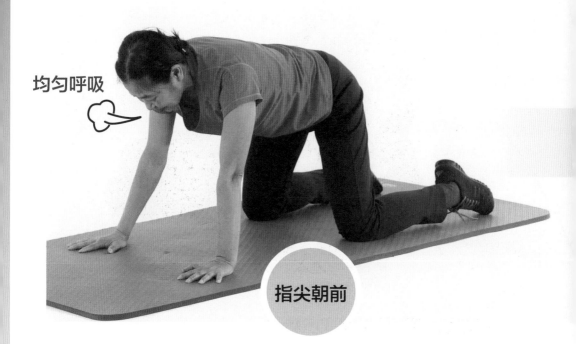

指尖朝前

① 俯撑跪姿，双臂伸直且双手位于肩关节正下方，背部
保持平直。

〰️ 重复次数 8~10次 / 1~2组
间歇 30秒

呼吸
改善

**动作
要点**　**头部随着身体上下移动**

背部拱起时头向下，背部下压时头上抬。

背部拱起时吸气

保持时间
2秒

背部拱起

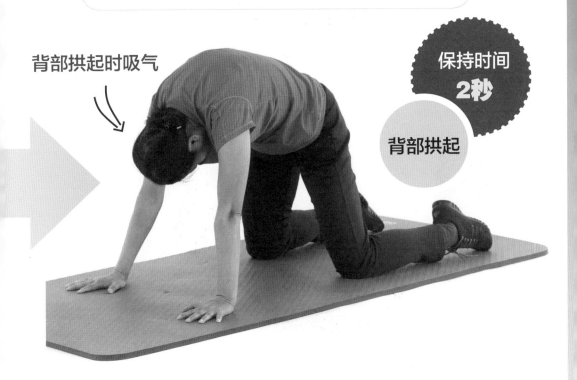

② 四肢姿势保持不变。在吸气的同时将背部向上拱起至最大限度，保持2秒。在呼气的同时将背部下压至最大限度，保持2 秒。重复动作。

2.2 筛查 2 不合格——改善胸椎灵活性
动作 2　泡沫轴滚压胸椎周围软组织

第一个动作：**动作 1**

鳄鱼式呼吸

见第36页

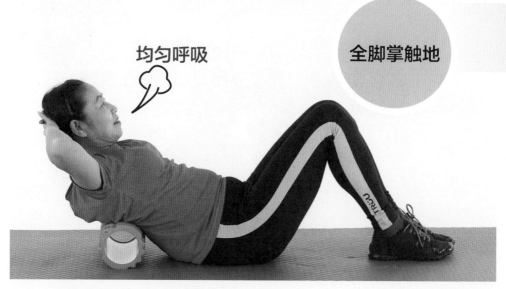

均匀呼吸

全脚掌触地

泡沫轴放在上背部下方

1 仰卧姿，双脚稍微打开，膝关节屈曲。将泡沫轴放在上背部下方，双手在头部后方交叉抱头。

⏱ 训练时间　30~60秒 / 1~2组
间歇　30秒

胸椎改善

动作
要点

按照从上至下的顺序滚压

有意识地将胸椎分为上、中、下3个部分，然后按照从上至下的顺序依次对每个部分进行滚压。

滚压时间
30~60秒

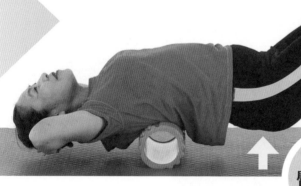

臀部离地

双脚推动身体

② 双脚推地，臀部向上离地，使背部肌肉得到滚压。

下一个动作：　**动作 3**
猫式伸展
见第44页

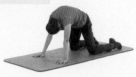

动作 4 　# 腰椎锁定胸椎旋转

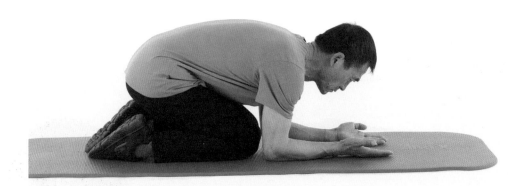

1 俯撑跪姿，双臂屈肘且前臂撑地，掌心向上。

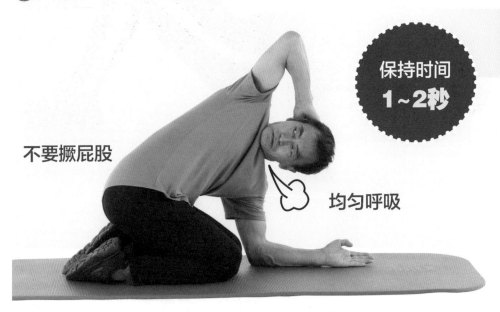

保持时间
1~2秒

不要撅屁股

均匀呼吸

2 右臂屈肘上抬，右手扶于头后。保持左臂及左肩固定，在呼气的同时躯干向右旋转，右肩上抬至最大限度。

〰 重复次数 8~10次 / 1~2组
间歇 30秒

胸椎
改善

小提示

动作过程中保持髋部及下肢姿势不变，头部跟随躯干的旋转同步转动。

保持时间
1~2秒

左肩固定

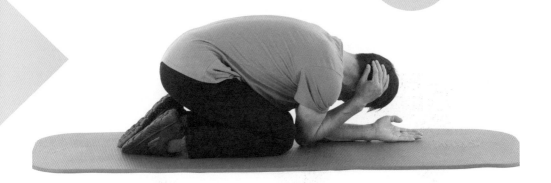

3 继续保持左臂及左肩固定，在吸气的同时躯干向左旋转，右肩下压至最大限度。重复动作。另一侧动作要点相同。

动作 5

抗阻胸椎旋转

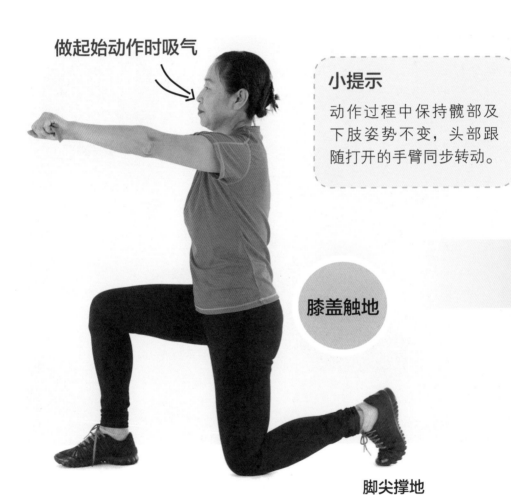

做起始动作时吸气

小提示

动作过程中保持髋部及下肢姿势不变，头部跟随打开的手臂同步转动。

膝盖触地

脚尖撑地

① 弓步姿，右腿屈膝在前，左腿屈膝在后且膝盖触地，左脚脚尖撑地。双手各握弹力带一端，双臂向前伸直。

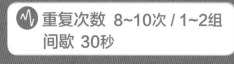

重复次数 8~10次 / 1~2组
间歇 30秒

胸椎
改善

保持时间
1~2秒

右肩固定

手臂打开时呼气

② 保持右臂伸直、右肩固定，在呼气的同时躯干向左旋
　 转，左臂缓慢地向左打开至最大限度。回到初始姿势，
　 重复动作。另一侧动作要点相同。

动作 6

麻花拉伸

做起始动作时
吸气

小提示
动作过程中保持髋部及
下肢姿势不变。

左腿内侧
贴地

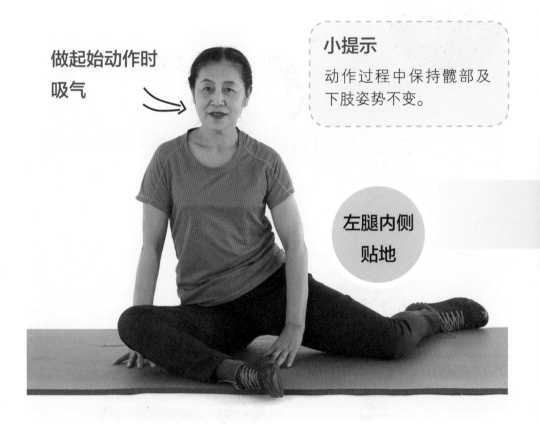

① 坐姿，左腿弯曲90度，左腿内侧贴在瑜伽垫上，右腿弯曲90度。躯干挺直，右臂于体后支撑，左臂于体前支撑。

重复次数 8~10次 / 1~2组
间歇 30秒

胸椎
改善

转身时呼气

保持时间
1~2秒

躯干转到最
大限度

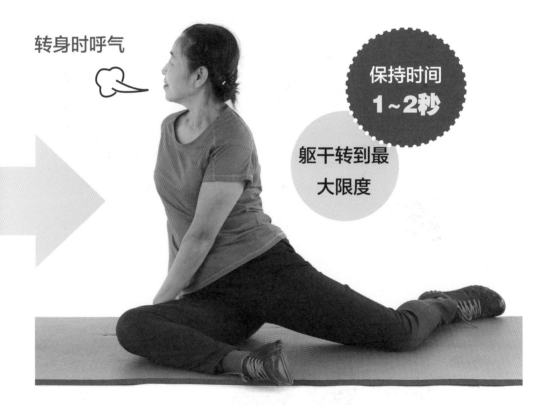

② 保持右臂伸直，在呼气的同时躯干向右旋转至最大限
　度，左手随之向右后方移动至右手旁。回到初始姿势，
　重复动作。另一侧动作要点相同。

2.3 筛查 3 不合格——改善髋关节屈曲活动度

动作 2 网球松解大腿后侧

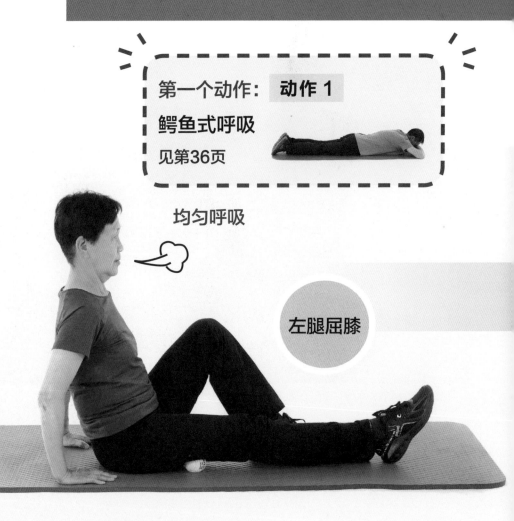

第一个动作：**动作 1**

鳄鱼式呼吸

见第36页

均匀呼吸

左腿屈膝

1 坐姿，将网球放在右侧大腿下方，双手在身后撑地，左腿屈膝。

⏱ 训练时间 30~60秒 / 1~2组
间歇 30秒

屈曲改善

动作要点

寻找酸痛点

寻找明显的酸痛点，并在酸痛点着力滚动。若出现明显的刺痛或其他不适，应立即停止锻炼。

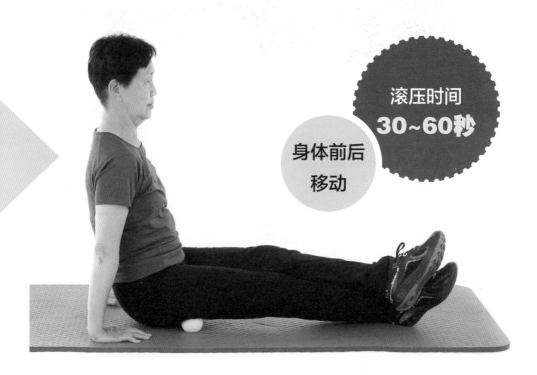

身体前后移动

滚压时间
30~60秒

② 左脚搭于右脚上，双手和左腿带动身体前后移动，使网球在右侧大腿下方慢慢来回滚动。另一侧动作要点相同。

动作 3　泡沫轴松解大腿内侧

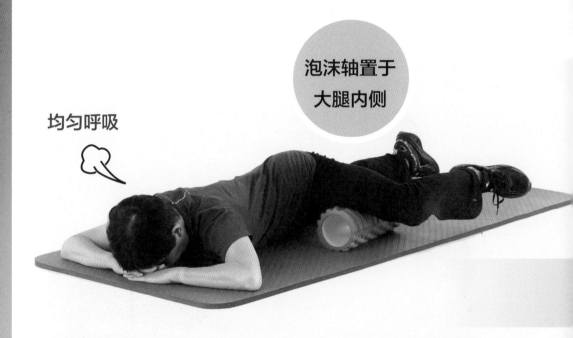

泡沫轴置于
大腿内侧

均匀呼吸

① 俯卧姿，双手相叠放在额头下，左腿屈膝，左腿大腿内侧压在泡沫轴上。

**动作
要点**

均匀呼吸

滚压过程中保持身体稳定，全程均匀呼吸，不要憋气。

⏱ 训练时间 30~60秒 / 1~2组
　　间歇 30秒

屈曲
改善

滚压时间
30~60秒

来回滚动

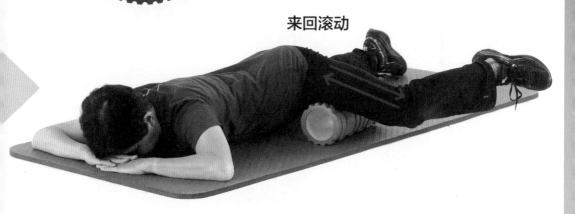

② 双臂和右脚推地，带动身体左右移动，使泡沫轴在左腿
大腿内侧慢慢来回滚动。另一侧动作要点相同。

小提示

在有明显酸痛感的部位反复滚动。

动作 4

筋膜球或网球松解臀肌

小提示

在可承受的范围内利用尽量多的自身重量进行滚压。

均匀呼吸

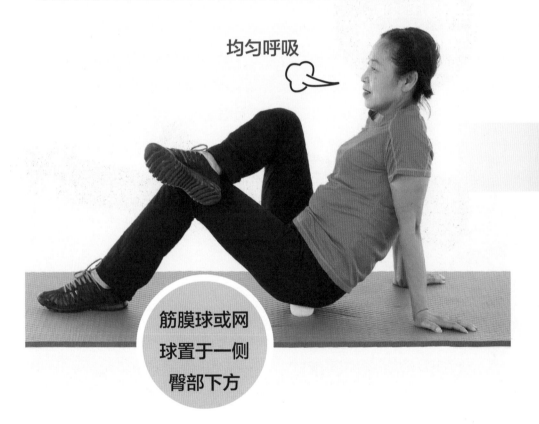

筋膜球或网球置于一侧臀部下方

① 坐姿，将筋膜球或网球放在左侧臀部下方，双手在身后撑地，左腿屈膝，右脚踝压在左腿膝部。

⏱ 训练时间 30~60秒 / 1~2组
间歇 30秒

屈曲
改善

滚压时间
30~60秒

前后移动

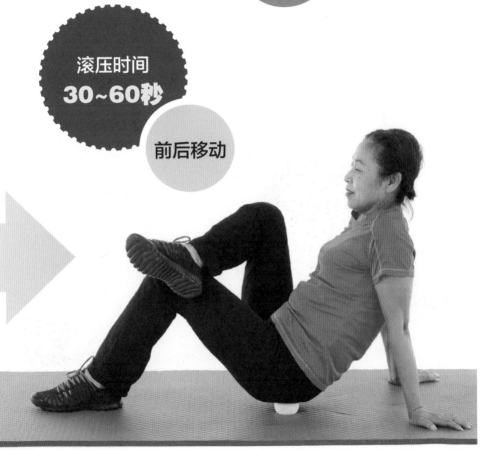

② 双手和左腿带动身体前后移动，在有明显酸痛感的位置进行反复滚动。另一侧动作要点相同。

动作5

仰卧拉伸臀肌

全脚掌触地

注意！
下巴微收，头放平，这可以让准备姿势更加标准，避免颈部受伤。

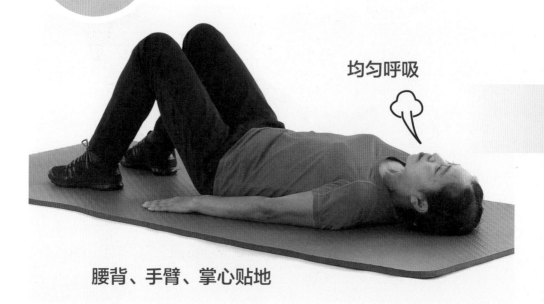

均匀呼吸

腰背、手臂、掌心贴地

1 仰卧姿，双腿屈膝，双手平放于体侧。

⏱ 训练时间 20~30秒 / 1~2组
间歇 30秒

屈曲
改善

保持时间
20~30秒

腿部尽量靠
近前胸

感受臀部肌肉中等程度
的拉伸感！

中等　　强烈

臀部离地

② 以翘"二郎腿"的姿势将右小腿搭在左大腿上。左腿上
抬，随后双手抱住左腿，保持动作20~30秒，回到初始
姿势。另一侧动作要点相同。

动作6 **坐姿股后肌群拉伸**

均匀呼吸

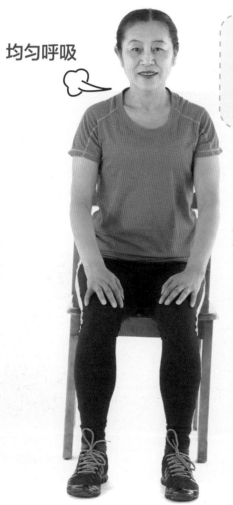

小提示

腰背挺直，坐在靠椅三分之一处。

① 坐在椅子上，挺胸抬头，双手自然搭在双膝上。

🕐 训练时间 20~30秒 / 1~2组
　　间歇 30秒

屈曲
改善

动作
要点

不要弓背屈腿

拉伸过程中保持躯干挺直，拉伸腿伸直。

上身前倾

保持时间
20~30秒

俯身拉伸

感受大腿后方产生中等
程度的拉伸感！

中等　　强烈

② 右腿向前伸直打开，脚尖上抬。上身慢慢前倾，双手沿
右腿下滑至脚踝位置，直至右腿大腿后方有中等程度的
拉伸感。另一侧动作要点相同。

63

动作 7 # 仰卧单侧主动直腿上抬

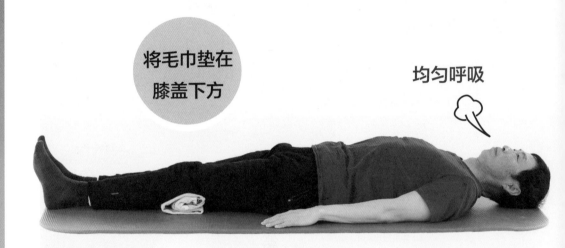

将毛巾垫在膝盖下方

均匀呼吸

① 仰卧在垫子上，身体与垫子完全接触，双臂自然摆放在身体两侧，双腿并拢，脚尖朝上。

动作要点

均匀呼吸

拉伸过程中保持身体稳定，全程均匀呼吸，不要憋气。

重复次数 8~10次 / 1~2组
间歇 30秒

屈曲
改善

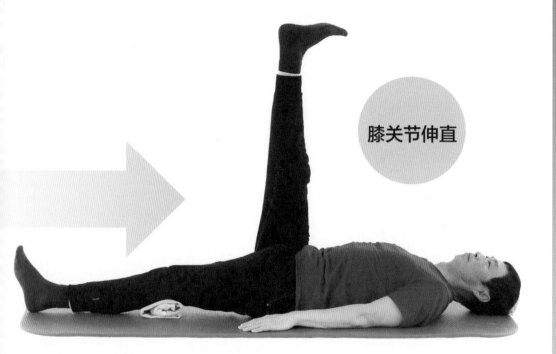

膝关节伸直

2 主动抬起右腿至最大限度，其他部位的姿势保持不变。
回到初始姿势。另一侧动作要点相同。

小提示

拉伸过程中保持非拉伸腿伸直，髋部紧贴地面。

2.4 筛查 4 不合格——改善髋关节伸展活动度

动作 2　泡沫轴松解大腿前侧

第一个动作：**动作 1**

90-90呼吸

见第40页

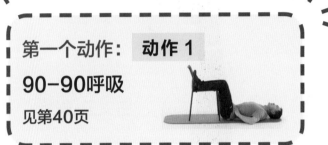

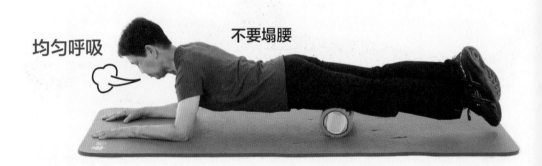

均匀呼吸　　　　　不要塌腰

俯卧姿，双肘撑地，将泡沫轴置于左腿大腿下方，右脚叠放于左脚之上。

⏱ 训练时间 30~60秒 / 1~2组
　间歇 30秒

伸展改善

双臂推地，带动身体前后移动，使泡沫轴在左腿大腿下方慢慢来回滚动。另一侧动作要点相同。

小提示

滚压过程中保持腹部收紧。

滚压时间 30~60秒

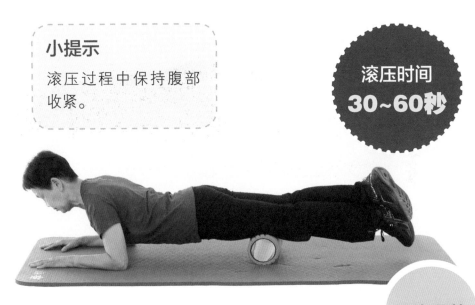

双脚叠放

动作要点 均匀呼吸

滚压过程中保持身体稳定，全程均匀呼吸。

动作 3

泡沫轴松解大腿外侧

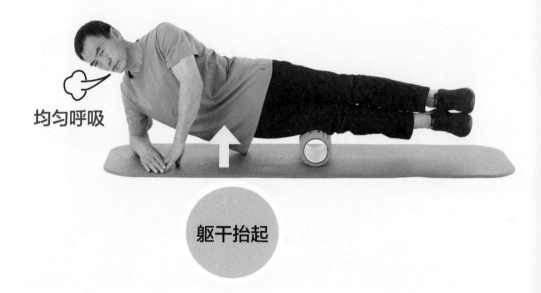

均匀呼吸

躯干抬起

右侧卧，用右前臂和左手支撑地面，双腿伸直，将泡沫轴置于右腿大腿下方。

⏱ 训练时间　30~60秒 / 1~2组
　　　间歇　30秒

伸展
改善

小提示

在有明显酸痛感的位置进行反复滚动。

滚压时间
30~60秒

左手推地，带动身体前后移动，使泡沫轴在右腿大腿下方慢慢来回滚动。另一侧动作要点相同。

**动作
要点**

均匀呼吸

滚压过程中保持身体稳定，全程均匀呼吸。

动作 4

髂腰肌酸痛点
自我松解

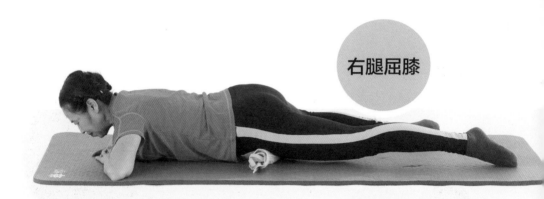

右腿屈膝

1 俯卧姿，双手交叠放在下颌下方，右腿屈膝，左腿伸直，左侧髋部压在打结的毛巾上。

前后移动

滚压时间
30~60秒

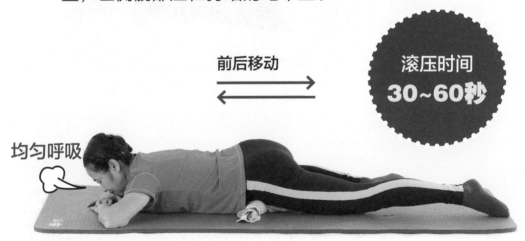

均匀呼吸

2 双手带动身体前后移动，滚压目标肌肉。另一侧动作要点相同。

⏱ 训练时间 30~60秒 / 1~2组
间歇 30秒

伸展
改善

小提示

滚压过程中保持腹部收紧，身体稳定。

毛巾位置
示意

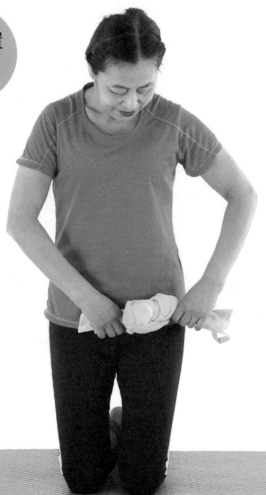

动作 5　单腿跪姿拉伸髂腰肌

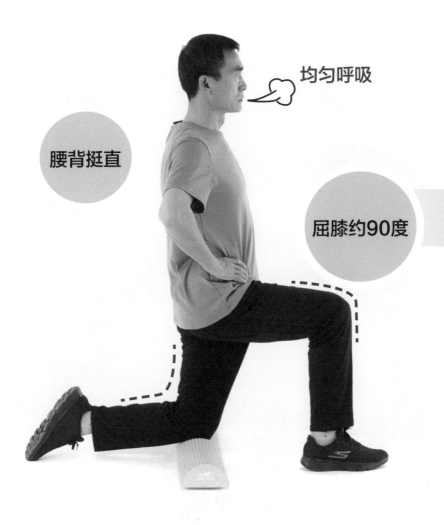

均匀呼吸

腰背挺直

屈膝约90度

① 单腿跪姿，双手叉腰，双腿大腿与小腿间的角度约90度。

🕐 训练时间　20~30秒 / 1~2组
　　间歇　30秒

伸展
改善

小提示
拉伸过程中，上身保持挺直。

保持时间
20~30秒

身体下压

感受一侧髂腰肌产生中
等程度的拉伸感！

中等　　　强烈

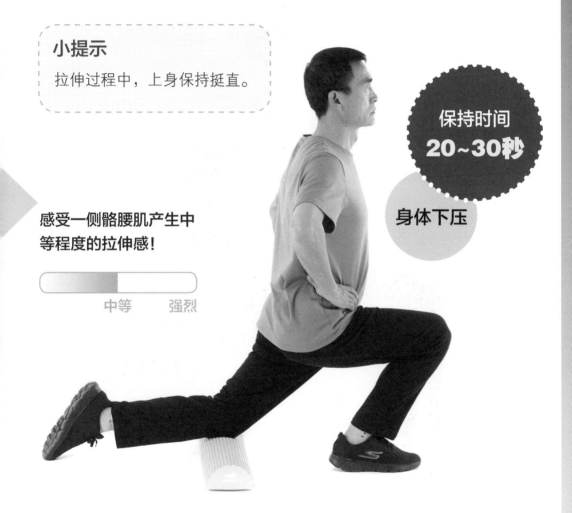

② 身体向前、向下压，使左侧髂腰肌有中等程度的拉伸
　感。另一侧动作要点相同。

动作 6

股直肌拉伸

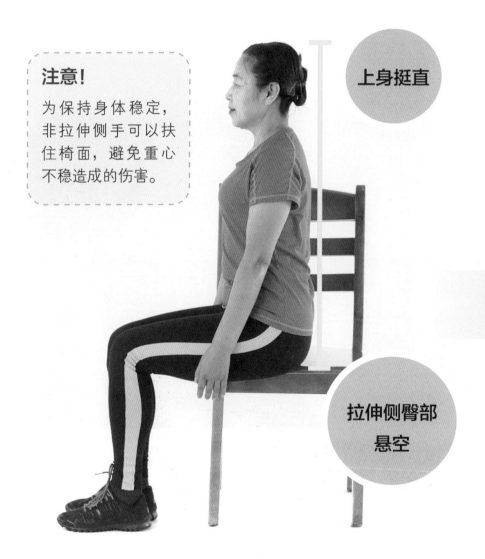

注意！

为保持身体稳定，非拉伸侧手可以扶住椅面，避免重心不稳造成的伤害。

上身挺直

拉伸侧臀部悬空

① 身体右侧朝向椅背，侧坐在椅子边缘，左侧臀部几乎悬空，双腿屈膝，目视前方。

训练时间　20~30秒 / 1~2组
间歇　30秒

伸展改善

均匀呼吸

保持时间
20~30秒

向臀部拉伸

抓住脚背

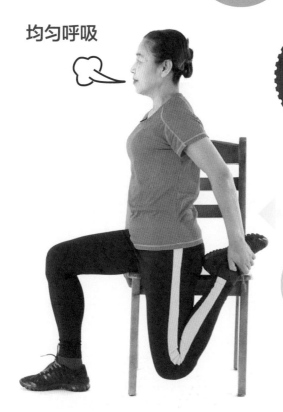

❷ 左腿向后抬起，左手扶左脚，向臀部方向拉伸。随后回到初始姿势。另一侧动作要点相同。

感受一侧股直肌产生中等程度的拉伸感！

中等　　　强烈

下一个动作：　**动作 7**

麻花拉伸

见第52页

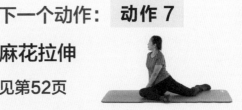

2.5 筛查 5 不合格——改善髋关节内旋活动度

动作 2　毛巾松解髋关节外侧和大腿外侧

第一个动作：**动作 1**

鳄鱼式呼吸

见第 36 页

毛巾置于大腿外侧中部

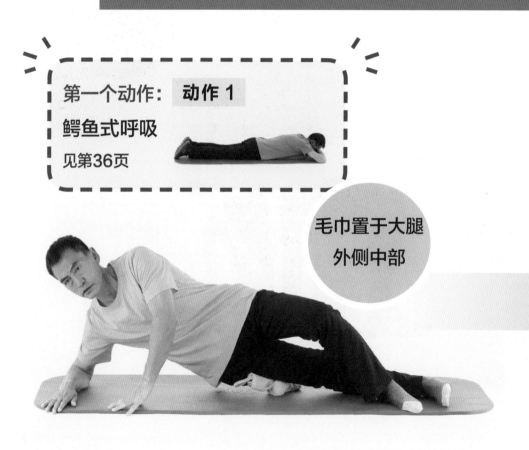

1 右侧卧，左腿在身体前方屈膝撑地，左手、右肘撑地，右腿大腿外侧压在打结的毛巾上。

⏱ 训练时间　30~60秒 / 1~2组
　　间歇　30秒

内旋
改善

滚压时间
30~60秒

小提示
滚压过程中保持腹部收紧，身体稳定。

均匀呼吸

身体前后移动 →
←

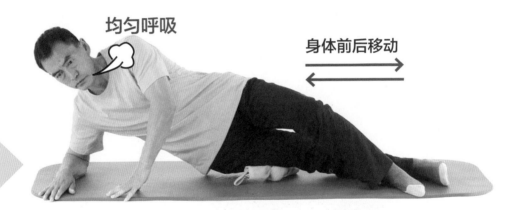

② 双臂带动身体前后移动，滚压大腿外侧肌肉。另一侧动作要点相同。

下一个动作：　**动作 3**

筋膜球或网球松解臀肌

见第58页

动作 5 # 半坐姿臀肌拉伸

上一个动作：**动作 4**

仰卧拉伸臀肌

见第60页

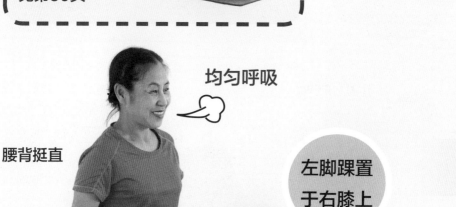

均匀呼吸

腰背挺直

左脚踝置
于右膝上

1 坐姿，右腿向前伸直，左脚踝放在右膝上，双手在身后
撑地。

⏱ **训练时间** 20~30秒 / 1~2组
间歇 30秒

内旋
改善

小提示
拉伸过程中保持非拉伸腿伸直，
腰背挺直。

保持时间
20~30秒

上身前倾

感受一侧臀肌产生中等
程度的拉伸感！

中等　　　　　强烈

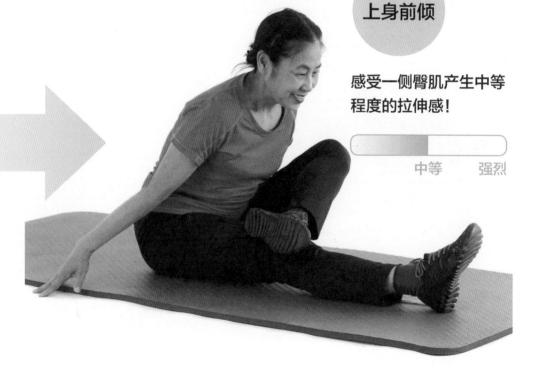

② 上身前倾，使臀肌有中等程度的拉伸感。另一侧动作
要点相同。

动作 6 **蛙式伸展练习**

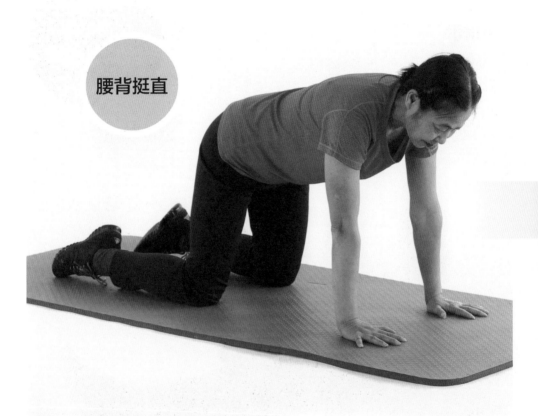

腰背挺直

1 俯撑跪姿，双手、双膝撑地。

小提示

做初始动作时腰背挺直，不要弓背。

⏱ 训练时间　20~30秒 / 1~2组
　间歇　30秒

内旋
改善

**动作
要点**

臀部后坐

臀部向脚跟后坐的同时拉伸背部。

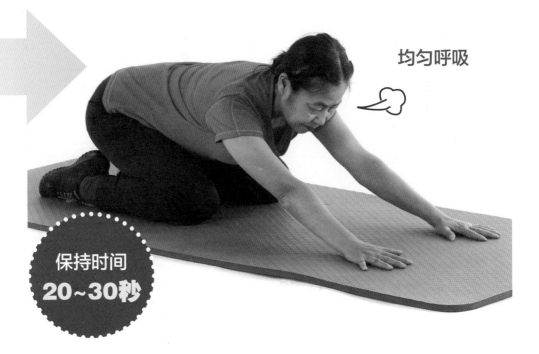

均匀呼吸

保持时间
20~30秒

② 身体后坐至最大限度，保持动作20~30秒，回到初始
姿势。

2.6 筛查 6 不合格——改善髋关节铰链动作模式

动作 5 动态仰卧臀桥

第一个动作：　**动作 1**

筋膜球或网球松解臀肌

见第58页

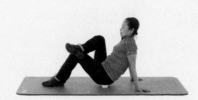

下一个动作：　**动作 2**

网球松解大腿后侧

见第54页

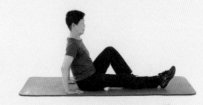

下一个动作：　**动作 3**

仰卧拉伸臀肌

见第60页

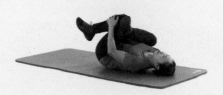

下一个动作：　**动作 4**

坐姿股后肌群拉伸

见第62页

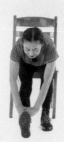

重复次数 8~10次 / 1~2组
间歇 30秒

铰链改善

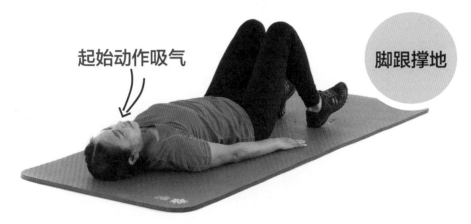

起始动作吸气

脚跟撑地

① 仰卧，双臂自然放于身体两侧，屈膝，双脚分开，脚尖勾起。

小提示

腹部收紧，膝关节不要内扣。

臀部抬起时呼气

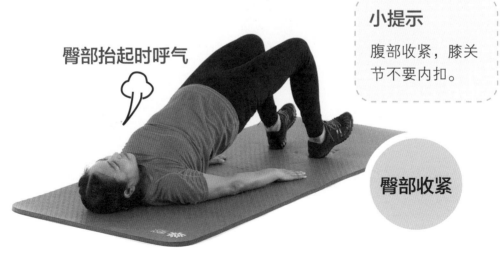

臀部收紧

② 臀部收紧抬起，直至肩、躯干、髋和膝在一条直线上。回到初始姿势，重复动作。

动作 6

站姿臀部触墙

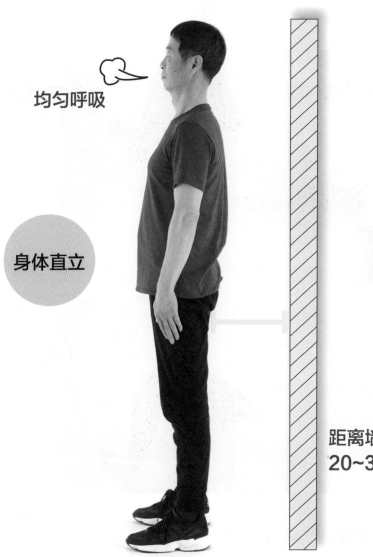

均匀呼吸

身体直立

距离墙壁
20~30厘米

1 背对墙壁站立，双手自然下垂，双脚分开，与髋同宽。

重复次数 8~10次 / 1~2组
间歇 30秒

铰链
改善

向后顶臀

保持时间
1~2秒

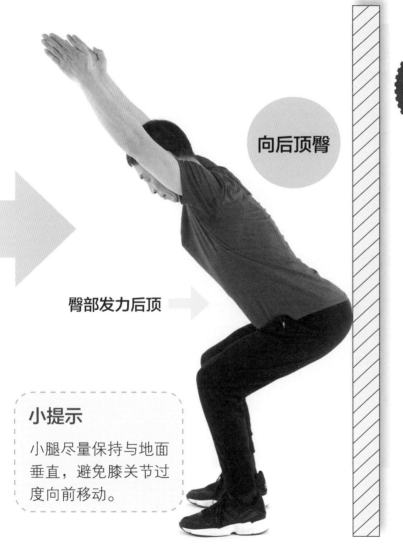

臀部发力后顶

小提示

小腿尽量保持与地面垂直，避免膝关节过度向前移动。

② 双臂伸直上抬，举过头顶。臀部发力，向后顶至接触墙壁。回到初始姿势，重复动作。

2

开始锻炼后感到肌肉有些酸痛，还可以继续吗?

参加锻炼的人都会有一个共同经历，即刚开始锻炼时，每次锻炼后身体局部会感到轻微的酸痛。中老年人锻炼后也是如此。那么这种轻微酸痛感是什么原因造成的呢? 这种情况下，锻炼还可以继续下去吗?

首先自己要感受这些酸痛感是来自肌肉还是关节。如果是肌肉有酸痛感，那是身体的一种正常反应，一般情况下刚开始锻炼，肌肉出现轻微酸痛感是正常的，锻炼完全可以进行下去。这是因为长期没有锻炼的肌肉，需要有一个适应过程，锻炼几次肌肉逐渐适应后就没有酸痛感了。在肌肉适应了当前的锻炼强度后，当你开始提高锻炼强度时，肌肉还是会产生轻微酸痛感，因为肌肉需要适应新的锻炼强度。

但如果是关节有不适或者疼痛的感觉，那就要小心了。首先暂停之前的锻炼，进行休息或者医学检查，不要盲目进行锻炼。关节产生疼痛，可能是因为关节结构位置出现异常，一般应先进行泡沫轴滚压和拉伸等灵活性练习，改善关节周围肌肉张力，恢复关节正常位置，增加关节内组织液分泌，然后先进行低强度锻炼，再逐渐提高锻炼强度; 也可能是因为热身不充分，或者根本没有进行热身就开始锻炼。热身能让血液流通更快，肌肉弹性提升，关节更加润滑，为运动做好准备，减少运动损伤。中老年人，要选择强度低的、全身都能活动到的热身动作，并且动作速度要慢一些。

中老年人在锻炼时，一定要从自身实际情况出发，如果存在锻炼时有心绞痛经历，近期有心脏疼痛经历，因眩晕而失去意识经历，关节、骨头有问题，在吃控制血压的药等情况，在进行锻炼前最好咨询医生。

在锻炼的过程中，关节不应出现明显的疼痛，疼痛是身体的一种自我保护机制; 锻炼的强度也要逐步提高，不要急于求成，突然大幅度提高强度，这样容易造成损伤。一步一步来，总会达到预期目标的。

第3章

一步一步跟着练！
缓解腰痛就这么简单

　　缓解腰痛，并没有想象中那么难。在你经过腰部功能筛查并了解了自己腰部的薄弱环节之后，你只需要一步一步跟着练，时刻倾听身体的反馈，体会身体的变化，就能使腰痛慢慢得到缓解。

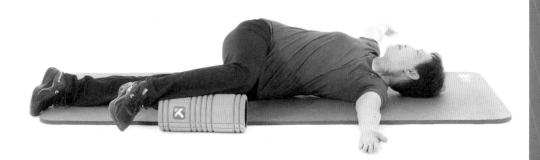

3.1 缓解腰痛（基础篇）

动作 3　泡沫轴胸椎伸展

第一个动作：**动作 1**

鳀鱼式呼吸
见第36页

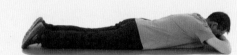

第二个动作：**动作 2**

泡沫轴滚压胸椎周围软组织
见第46页

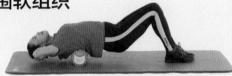

起始动作吸气

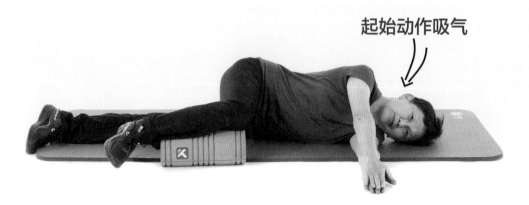

1 左侧卧，双手在胸部前方伸直合掌，左臂紧贴地面，左腿伸直，右腿屈膝90度，右腿小腿放在泡沫轴上。

🫀 重复次数 8~10次 / 1~2组
   间歇 30秒

**基础
练习**

小提示

动作过程中保持髋部及下肢姿势不变，
头部跟随躯干的旋转同步转动。

转体时呼气

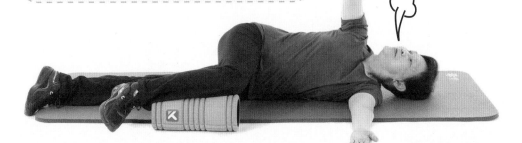

② 右臂向上打开，上身跟随右转。

**最大幅度保持
1~2秒**

髋部不动

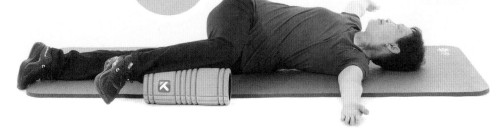

③ 继续转体，右肩向地面靠近至最大限度。保持动作1~2秒，
然后回到初始姿势。重复动作，另一侧动作要点相同。

动作 7 下肢主导翻滚练习

第四个动作： **动作 4**

翻书练习

见第42页

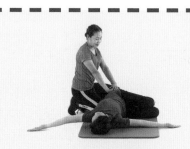

第五个动作： **动作 5**

筋膜球或网球松解臀肌

见第58页

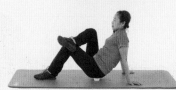

第六个动作： **动作 6**

仰卧拉伸臀肌

见第60页

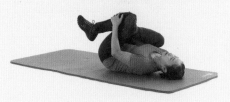

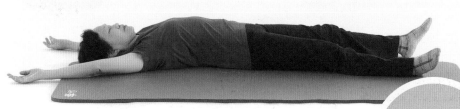

1 仰卧姿，双臂向头顶两侧伸直，双腿伸展开。

模仿伸懒腰的姿势

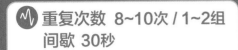

重复次数 8~10次 / 1~2组
间歇 30秒

基础
练习

均匀呼吸

左腿带动转体

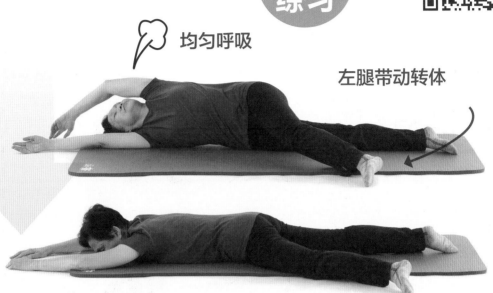

2 左腿向右摆动，带动身体向右转，变为俯卧姿。

核心收紧

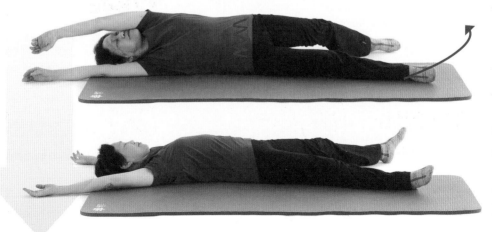

3 左腿向左上方摆动，带动身体向左转，变为仰卧姿。
另一侧动作要点相同。

3.2 缓解腰痛（进阶篇）

动作 5 # 四点撑地胸椎旋转

第一个动作： **动作 1**

筋膜球或网球松解臀肌

见第58页

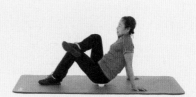

下一个动作： **动作 2**

网球松解大腿后侧

见第54页

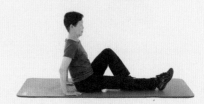

下一个动作： **动作 3**

仰卧拉伸臀肌

见第60页

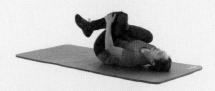

下一个动作： **动作 4**

坐姿股后肌群拉伸

见第62页

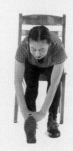

重复次数 8~10次 / 1~2组
间歇 30秒

进阶
练习

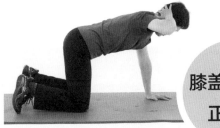

膝盖在髋部
正下方

① 俯撑跪姿，左臂伸直撑地，右臂屈肘上抬，右手放在头部后侧。

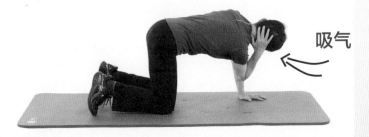

吸气

② 保持左臂伸直且左肩位置固定，在吸气的同时躯干向左旋转，右肩下压至最大限度，保持动作1~2 秒。

保持时间
1~2秒

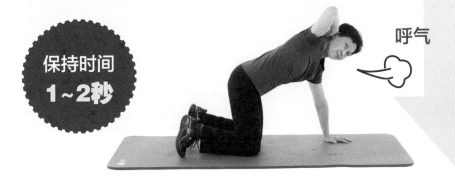

呼气

③ 继续保持左臂伸直且左肩位置固定，在呼气的同时躯干向右旋转，右肩上抬至最大限度，保持动作1~2秒。重复动作，另一侧动作要点相同。

动作 9

四点支撑对侧伸展

第六个动作： **动作 6**

翻书练习

见第42页

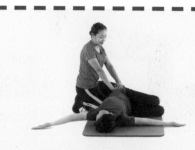

第七个动作： **动作 7**

筋膜球或网球松解臀肌

见第58页

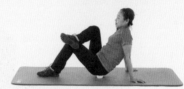

第八个动作： **动作 8**

仰卧拉伸臀肌

见第60页

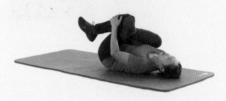

手臂撑于肩正下方

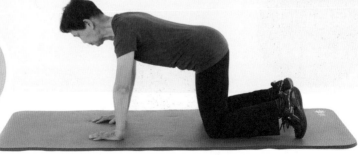

1 俯撑跪姿，双手、双膝撑地。

重复次数 8~10次 / 1~2组
间歇 30秒

进阶
练习

均匀呼吸

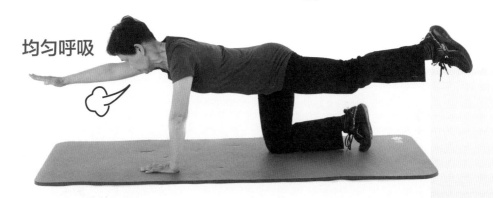

2　左腿向后伸直，右手向前伸直，右手、左腿尽量与地面
平行。保持动作1~2秒。

小提示
动作过程中保持身体稳定，避免髋部旋转。

保持时间
1~2秒

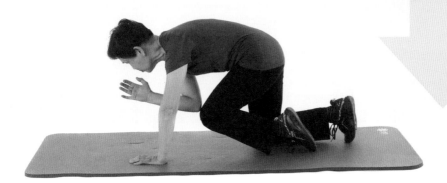

3　左膝向前抬起，同时右臂屈肘，向后肘部触碰左膝。另
一侧动作要点相同。

3

难缠的腰椎间盘突出，到底是怎么回事儿？

在生活中，我们经常听到腰椎间盘突出这种病症，并且周围也有很多人罹患腰椎间盘突出。那么腰椎间盘突出到底是什么病呢？

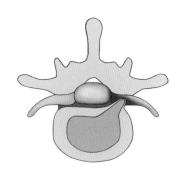

腰椎间盘是位于相邻椎骨之间的结构，其由周围的纤维环和中间的髓核组成，能缓冲来自椎骨的压力，起到减震作用。当长期承受来自椎骨的过大压力时，纤维环会撕裂，导致腰椎间盘膨出或突出（髓核被挤出纤维环），刺激压迫周围的神经而产生疼痛。

腰椎间盘突出产生的原因，除了严重的外伤之外，主要有动作技术不良、长期保持坐姿、经常做腰椎旋转或弯曲的动作，或椎管狭窄、腰椎脱离、腰椎发生退行性病变等。

腰椎间盘突出病情急发疼痛期间，首先要进行影像学和医学诊断，是否需要手术治疗应听从医生的建议。对于医生建议非手术治疗的，患者也需要卧床休息，并进行药物、理疗等医学治疗。当疼痛度等级小于4级、病情逐渐稳定下来时，患者可以进行一些简单的功能锻炼，比如呼吸和局部紧张部位的灵活性锻炼，再逐渐过渡到核心稳定性锻炼和力量锻炼，改善腰背部功能。注意要先选择无痛、安全的锻炼动作，再逐步增加锻炼的难度和提高强度。

第 4 章

不再找借口！
日常锻炼就能预防腰痛

　　针对腰痛，最好的方法是预防。我们在日常生活中进行各种活动、做各种动作时，也可以将其当作锻炼机会，坚持正确的动作，以达到预防腰痛的目的。

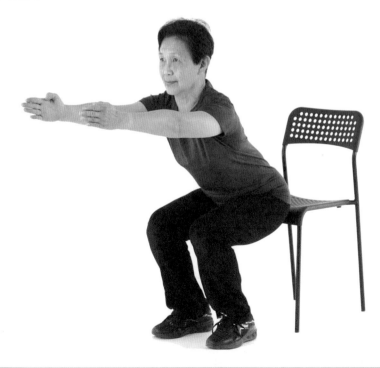

4.1 综合练习 1——看电视时就能做

动作 10 # 侧肘撑

第一个动作： **动作 1**

泡沫轴滚压胸椎周围软组织

见第46页

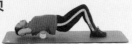

下一个动作： **动作 2**

泡沫轴松解大腿前侧

见第66页

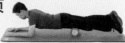

下一个动作： **动作 3**

筋膜球或网球松解臀肌

见第58页

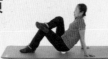

下一个动作： **动作 4**

网球松解大腿后侧

见第54页

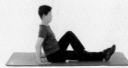

下一个动作： **动作 5**

翻书练习

见第42页

下一个动作： **动作 6**

单腿跪姿拉伸髂腰肌

见第72页

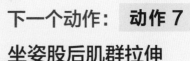

下一个动作： **动作 7**

坐姿股后肌群拉伸

见第62页

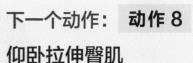

下一个动作： **动作 8**

仰卧拉伸臀肌

见第60页

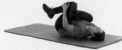

⏱ 训练时间 15~30秒 / 1~2组
　　间歇 30秒

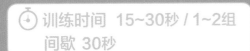

居家
练习

上一个动作：**动作 9**

动态仰卧臀桥
见第82页

保持时间
15~30秒

均匀呼吸

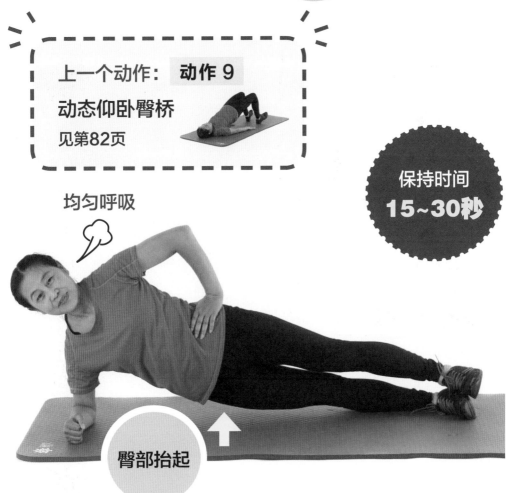

臀部抬起

右侧卧，右肘撑地，双腿并拢。腹部收紧，臀部上抬，直至肩、躯干、髋和膝在一条直线上。保持动作15~30秒。另一侧动作要点相同。

4.2 综合练习2——一边遛弯儿一边做

动作2 站姿胸椎旋转

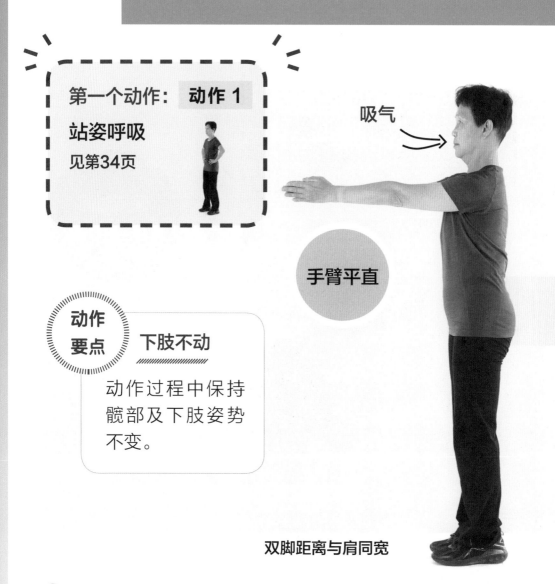

第一个动作： **动作1**

站姿呼吸
见第34页

吸气

手臂平直

动作要点 下肢不动

动作过程中保持髋部及下肢姿势不变。

双脚距离与肩同宽

1 站姿，双脚分开，与肩同宽，双手在身体前方伸直并合掌。

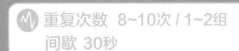

重复次数 8~10次 / 1~2组
间歇 30秒

遛弯
练习

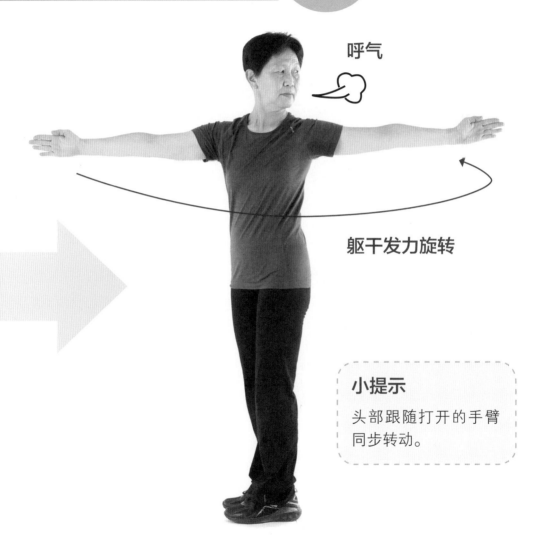

呼气

躯干发力旋转

小提示
头部跟随打开的手臂
同步转动。

② 保持右臂伸直、右肩位置固定，躯干向左旋转，左臂缓
慢地向左打开至最大限度。另一侧动作要点相同。

动作3 站姿拉伸大腿前侧

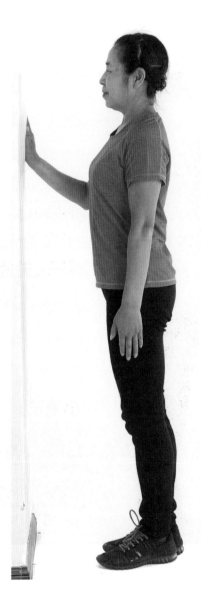

动作要点 **保持平衡**

拉伸时注意保持身体平衡，不要左右晃动。

1 面对墙壁双脚并拢站立，右手扶墙。

⏱ 训练时间 20~30秒 / 1~2组
间歇 30秒

遛弯
练习

均匀呼吸

保持时间
20~30秒

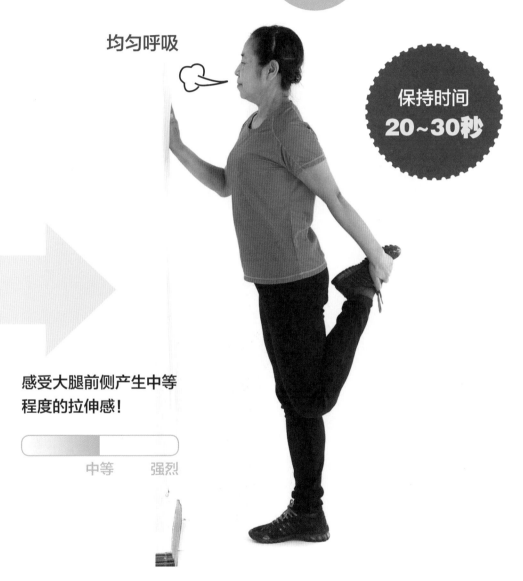

感受大腿前侧产生中等
程度的拉伸感！

中等　　强烈

② 左腿向臀部抬起，左手扶左脚，将小腿拉向臀部方向。
保持动作20～30秒。另一侧动作要点相同。

动作 4 站姿躯干侧向拉伸

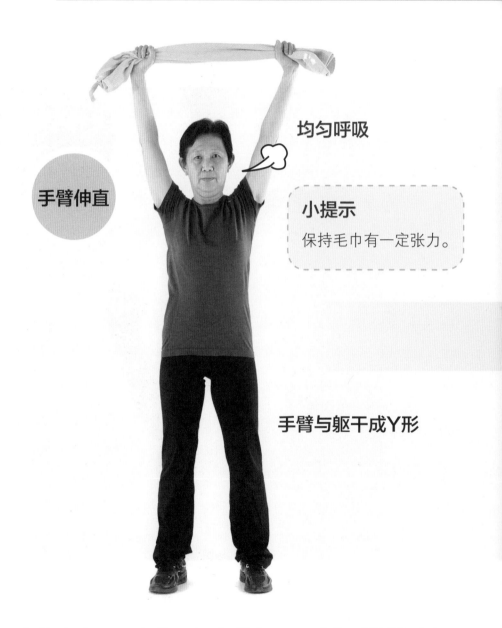

手臂伸直

均匀呼吸

小提示
保持毛巾有一定张力。

手臂与躯干成Y形

① 身体直立，双脚分开与肩同宽，双手分别紧握毛巾一端，双臂向头上方伸展。

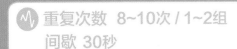 重复次数 8~10次 / 1~2组
间歇 30秒

遛弯
练习

**动作
要点**

缓慢拉伸

拉伸毛巾的手
匀速用力，逐
渐增加力度和
拉伸幅度。

左手拉动毛巾
带动身体

感受侧面拉伸

② 保持双臂姿势不变，躯干向左侧屈曲，左手用力向左拉
动毛巾至最大限度，保持1～2秒，重复动作。另一侧动
作要点相同。

动作 5

站姿拉伸髂腰肌

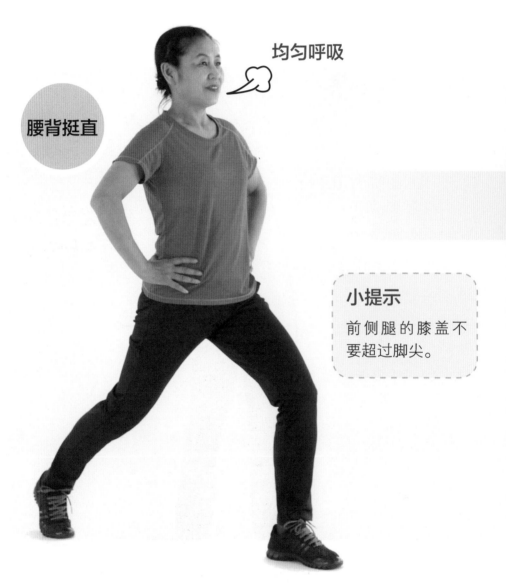

均匀呼吸

腰背挺直

小提示

前侧腿的膝盖不要超过脚尖。

1 弓步姿，双手叉腰，腰背挺直。

重复次数 8~10次 / 1~2组
间歇 30秒

遛弯
练习

保持时间
1~2秒

上身后倾

膝盖尽量靠
近地面

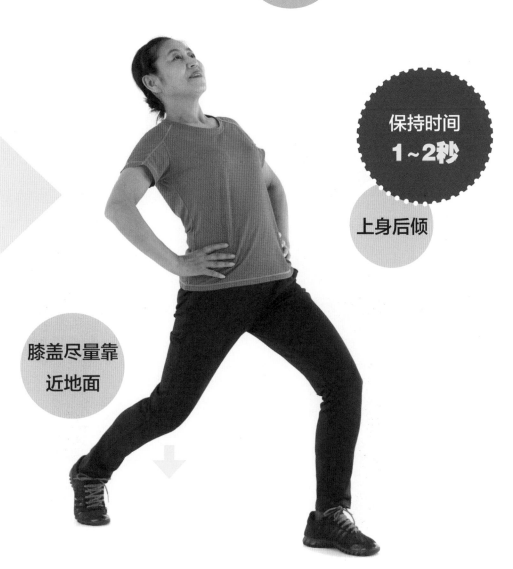

2 后侧腿的膝盖尽量靠近地面，同时上身向后倾斜，保持
动作1~2秒，重复动作。另一侧动作要点相同。

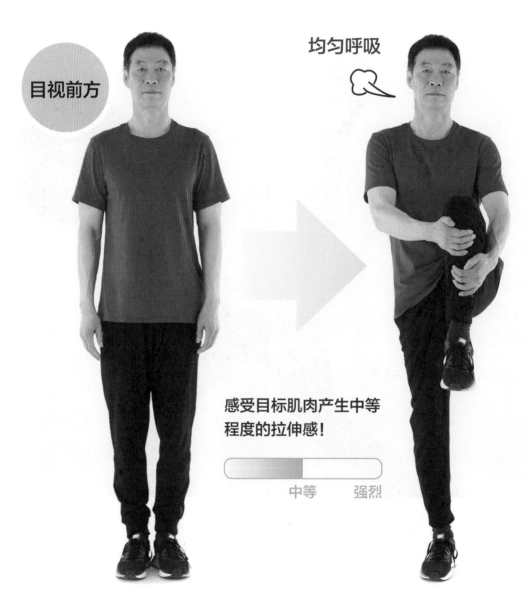

动作 6

站姿拉伸臀肌

目视前方

均匀呼吸

感受目标肌肉产生中等
程度的拉伸感！

中等　　　强烈

1 双脚并拢站立，双臂
自然垂于体侧。

2 双手抱住一侧膝盖下方
并将腿拉向胸部。

⏱ 训练时间 20~30秒 / 1~2组
间歇 30秒

遛弯练习

不要弓背

保持时间
20~30秒

膝盖尽量靠近胸部

③ 重复动作。

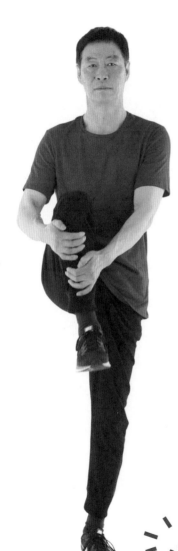

小提示
不要弓背，全程均匀呼吸。

下一个动作： **动作 7**

站姿臀部触墙

见第84页

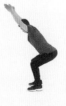

动作 8 # 硬拉动作模式练习

均匀呼吸

腰背挺直

腹部收紧

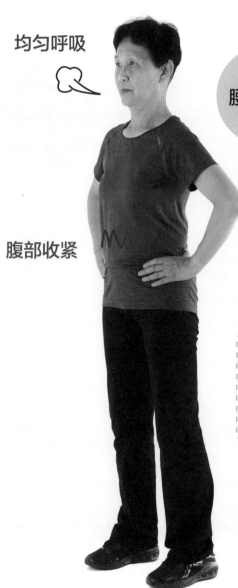

小提示

整个过程中应保持腰背挺直，避免塌腰及腰部过度用力。

双脚距离与肩同宽

1 站姿，双手叉腰，看向前方。

重复次数 8~10次 / 1~2组
间歇 30秒

遛弯
练习

**动作
要点** **起身时正确发力**

臀部发力，用腰部力量及臀部力量带动身体有控制地匀速起身。

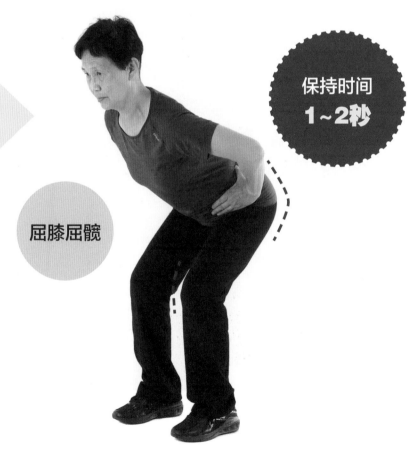

保持时间
1~2秒

屈膝屈髋

❷ 屈膝屈髋，上身前俯45度，保持动作1～2秒，然后回到
初始姿势。重复动作。

动作 9

下蹲练习

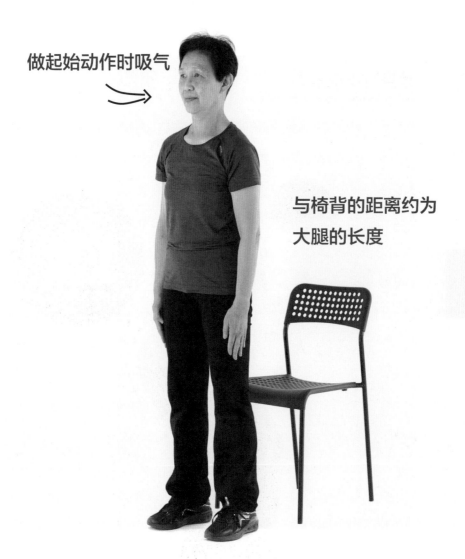

做起始动作时吸气

与椅背的距离约为
大腿的长度

1 背对靠椅站立，双脚分开，与髋同宽，腰背挺直，双臂
自然放在身体两侧。

重复次数 8~10次 / 1~2组
间歇 30秒

遛弯
练习

**动作
要点**　**起身时正确发力**

下蹲时膝关节方向与脚尖一致,全程保持腰背挺直。

下蹲时呼气

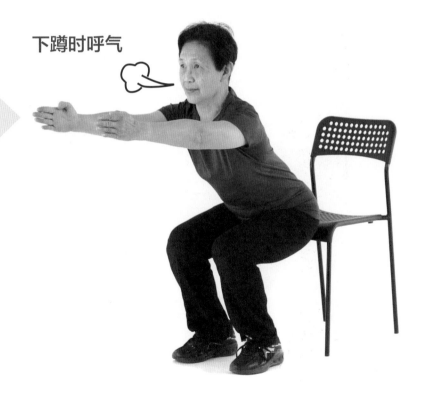

② 屈膝，下蹲至臀部与靠椅边缘接触。在这个过程中，双
臂前平举。臀腿发力，伸展双腿，并收回手臂，回到初
始姿势。重复动作。

动作 10

靠墙蹲

均匀呼吸

动作要点

上身贴墙

头部、肩部、背部紧贴墙面，腹部收紧。

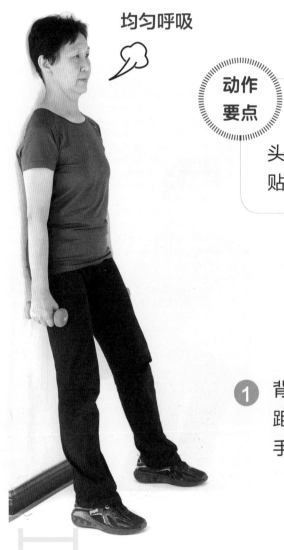

距离墙壁约一脚距离

1 背靠墙壁站立，双脚距离约与髋同宽，双手各握一个哑铃。

⏱ 训练时间　20~30秒 / 1~2组
间歇　30秒

遛弯
练习

保持时间
20~30秒

下蹲时呼气

小提示
下蹲时膝关节打开方
向与脚尖保持一致。

② 屈膝屈髋下蹲，直至膝关节成90度。保持动作20~30
秒，然后回到初始姿势，重复动作。

4

为什么中老年人比年轻人更需要力量锻炼？

说到力量锻炼，我们一般想到的是年轻人在健身场所中举杠铃、举哑铃，场面热火朝天。但力量锻炼并不仅限于年轻人，反而是越到老年，人们越需要力量锻炼。

即使是经过力量锻炼的人，在30岁以后，其肌肉也会逐年流失；50岁以后流失的速度更快，每年会流失将近0.45千克的肌肉。如果不运动，流失的肌肉会更多。这预示着在30岁以后，我们的身体执行动作的能力也在逐年减弱。

中老年人的身体会因此发生很多方面的改变。比如容易超重和发胖，这是由于肌肉量减少，运动量减少，新陈代谢速度变慢，吸收到体内的热量不能被及时消耗掉，脂肪就开始增多。超重不仅会带来体形的变化，而且还会造成身体虚弱，诱发糖尿病及一系列的心血管疾病。

中老年人的骨骼成分变化大。中老年人肌肉流失的同时，骨骼中钙质等营养成分也在流失，很多中老年人都患有骨质疏松。中老年人如果不小心摔倒，很容易造成骨折。

另外关节炎、腰痛等疾病，也与人体变老所带来的退行性病变、缺乏锻炼有关。

因此，中老年人更需要进行力量锻炼，以减缓肌肉流失的速度，提升骨密度，减去过多的脂肪，并提升代谢率，改善血压。

作者简介

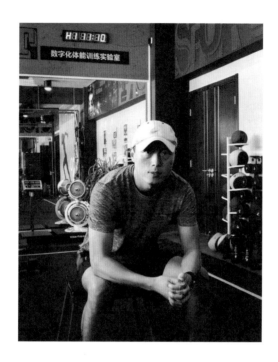

闫琪

　　国家体育总局体育科学研究所研究员，博士，中国老年医学学会运动健康分会常委；美国国家体能协会认证体能训练专家（CSCS）；FMS 国际认证讲师；FMS、SFMA高级认证专家；国家体育总局备战奥运会体能训练专家组成员；国家体育总局教练员学院体能训练培训讲师；多名奥运会冠军运动员的体能教练；中国人民解放军南部战区飞行人员训练伤防治中心专家；曾多次到不同部队进行讲座和提供体能训练指导；获"科技奥运先进个人"荣誉称号和"全国体育事业突出贡献奖"等奖项。出版《膝关节功能强化训练》《腰部功能强化训练》等多部书籍。